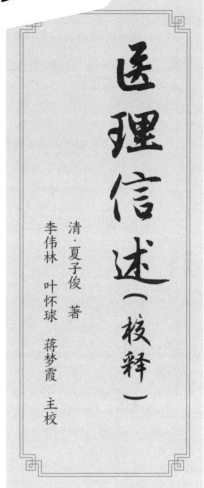

医理信述（校释）

清·夏子俊 著

李伟林　叶怀球　蒋梦霞　主校

人民卫生出版社
·北京·

图书在版编目（CIP）数据

医理信述：校释 /（清）夏子俊著；李伟林，叶怀球，蒋梦霞主校. -- 北京 : 人民卫生出版社，2025.2.
ISBN 978-7-117-37681-5

Ⅰ. R2-52

中国国家版本馆 CIP 数据核字第 2025YX2179 号

| 人卫智网 | www.ipmph.com | 医学教育、学术、考试、健康，购书智慧智能综合服务平台 |
| 人卫官网 | www.pmph.com | 人卫官方资讯发布平台 |

医理信述（校释）
Yili Xinshu (Jiaoshi)

著　　者：清·夏子俊
主　　校：李伟林　叶怀球　蒋梦霞
出版发行：人民卫生出版社（中继线 010-59780011）
地　　址：北京市朝阳区潘家园南里 19 号
邮　　编：100021
E - mail：pmph @ pmph.com
购书热线：010-59787592　010-59787584　010-65264830
印　　刷：天津市银博印刷集团有限公司
经　　销：新华书店
开　　本：710×1000　1/16　印张：14
字　　数：208 千字
版　　次：2025 年 2 月第 1 版
印　　次：2025 年 3 月第 1 次印刷
标准书号：ISBN 978-7-117-37681-5
定　　价：59.00 元

打击盗版举报电话：**010-59787491**　E-mail：WQ @ pmph.com
质量问题联系电话：**010-59787234**　E-mail：zhiliang @ pmph.com
数字融合服务电话：**4001118166**　E-mail：zengzhi @ pmph.com

肖 序

李伟林，浙江省台州市椒江区人，主任中医师。第一批全国优秀中医临床人才，浙江省名中医。曾任台州市中医院副院长，现任浙江省台州市中医药学会副会长。1983年毕业于浙江中医学院，作为第一批"中医优秀临床人才研修项目培养对象"曾多次聆听邓铁涛、任继学、张琪、朱良春、张学文等诸位国医大师授课和点拨。他为人谦顺，与世无争，耽嗜医书，赓续传统，深究医理，注重疗效，在浙派中医的专家群中颇有影响，是我数十年的亲密挚友。

习近平总书记说"要加强古典医籍精华的梳理和挖掘"。两年前，伟林专程来杭州，极其兴奋地告诉我，"踏破铁鞋无觅处，得来全不费工夫"，他终于搜寻到了一部向往已久的由台州籍医家书写的古医籍《医理信述》。听他介绍完这部书得来之过程，感到得到此书确实不易。伟林土生土长在台州，特别热衷于搜集台州地区台州人写的古医籍，早就知道坊间流传着《医理信述》，但苦于只闻其名，未谋其面。2017年夏，他的同仁陈时风先生将"其祖父医学史家陈梦赍老先生雪藏之医书数十本"慨然赠送，终于发现其中有《医理信述》卷一、卷二和《痘疹秘录》《补遗》手抄本各一卷。但是余卷虽经多年寻觅仍然杳无音信。直到2022年春，适遇平素喜收藏中医古籍的温岭叶怀球医生，询及此书，方知叶医生的藏书中有《医理信述》光绪年所刻全本，喜出望外，由此终于得窥全貌。

打开此书扉页，细看光绪二十三年柯琳为《医理信述》所作的序，才知道历史上此书能传承下来，颇似李伟林得到全书的经历，也有一番周折。《医理信述》成书于公元1899年。成书后，寂寞而不见踪迹，再次见天日，竟然是在 125 年之后，不禁令人扼腕不已。天下之事可传而不传者，人恒憾之。李伟林与叶怀球医生二位，"愿无偿出其书，共同点校以彰之"，实乃浙派中医传承中的一件幸事，可敬可颂。

《医理信述》的作者夏云颖，生于清康熙年间。卒于乾隆年间，终年 85 岁。世居宁溪直街上宅村（今浙江省台州市黄岩区宁溪直街上宅村），是当地著名医家，被誉为"半仙医圣"。年未 30，医道已成，因为疑难尚多，自谦不足，访师游学。曾埋名更姓，拜苏州叶天士为师，伺诊左右，得叶师真传。后人谓其与叶天士同名，或有过誉之实，但其在叶天士门下时发生的几件遗闻轶事足以说明他的医术确有高明之处。

当年叶母年高沾染热症，久治不愈，日见衰弱。叶天士忧心忡忡，徘徊惆怅，自言自语道："要不是生身之母，一服白虎汤……"然而，白虎汤是大寒之药，虽为治热症之良方，但若误用则能伤人致死。所以，叶天士踌躇不敢下笔，仍用温和的方剂施治母病。夏云颖见状，在奉师命为师祖母煎药时，遂以白虎汤给师祖母服用，药下病除。叶天士奇而疑之，查验药渣，白虎汤也。即召云颖问："你为什么大胆改我的药方？"夏云颖说："学生天天为太夫人熬药，不见其效，然太夫人的热症已非常明确，早用白虎汤，她的病就不会延至今日，再不用白虎汤，后患无穷也。先生不是不知道应该用白虎汤，因为患病的人是你生母，'关心则乱耳'，太夫人非我生身之母，我没有这个顾虑，所以就谬然一试。"叶天士猛然想到韩愈在《师说》中有言"是故弟子不必不如师，师不必贤于弟子"，他真切地感到这个徒弟不一般。

一天，夏云颖随叶天士去给一难产者治病，叶天士开好药方，执笔沉吟。主家问其原因，叶天士说："母子势难两全，一门惊惶难决。"夏云颖在旁边说："何勿加贝母而全耶？"叶天士忽然觉悟，即加贝母于方中，果然经服药后，母子皆获平安。回医所的路上，叶天士对夏云颖说："子非常人也，今可以实言矣。"夏云颖就如实相告师父。此后师徒俩人互相讨论医案，各擅其长，变师生关系为医友关系。

某日，叶天士与夏云颖同游于市，有出殡者从身边过，见其棺木里有鲜血滴落地上，夏云颖看见后，即对叶天士说："棺木中的人还没有死。"叶天士复加细察，所见相同。随即问殡葬者，何人死亡？何病死亡？殡葬家人说："是产妇难产死亡。"叶天士却说："这病人还有救活的可能，为何急于殡葬？"其家人都认识叶天士是名医，便请求他为其抢救。叶天士当即命人将棺木抬到医所，开棺急救。对夏云颖说："这是你的所长，快出手吧。"救人要紧，夏云颖也不推辞，即取银针扎产妇的心脉，又一针直刺胎盘，小生命即呱呱落地，产妇也转危为安。事后，人们说："起死回生，母子双全，先生是神仙下凡？"夏云颖说："我不是神仙，这个产妇的症状，俗称'捧心生'，因为婴儿手执胎盘，使胎盘不能下，久则急痛攻心，以致产妇晕厥似绝，然而其生机实际上未绝。所以我用针扎其心脉，以延其生机，然后一针直刺胎儿之手，使胎儿放手，则母子平安无事了。"此后，夏云颖便名声大振。

叶天士作为温病四大家之一，著《温热论》，首创"卫气营血"辨证大纲，为温病学的创建和发展作出了重要贡献。民间谓夏云颖"与叶天士齐名"，是对其曾经与叶同室操术的交往和高超医术的赞扬。

夏云颖何以作此书，他自己写得很明白："是书之述，盖为迩来轩岐家，惟日趋于下，悬壶弥众，夭折弥多，揆厥所由，迷于习尚，不极天人之奥，不窥性命之原，何怪其以人为试乎？复有纂辑名家，取舍各从己见，或甲理近乙故非之，或一语微疵全弃之，致滋后学莫所适从。故兹编立意，以定群书之是非、辨症治疗同异为主，故不为检方觅药者设也。"我曾求教于对汉文字有深刻研究的浙江中医药大学著名教授徐光星，请他对"医理信述"四个字作最简洁的定义，他答曰："'医理信述'即是对医学原理的真切阐述。"这应该是对本书意义的最好诠释。两年来，我时时通读是书，确实如徐光星教授所言，本书重在医理。医理通，则施治有圭臬。《医宗金鉴·凡例》有言："医者，书不熟则理不明，理不明则识不精。临证游移，漫无定见，药证不合，难以奏效。"

　　《医理信述》是一部不可多得的古医籍。李伟林及叶怀球医师等,"以光绪二十五年开雕版为底本,结合时风所赠手抄原本,重新校释",并准备付梓发行,使之在新时代发挥新的作用,是一件值得庆贺的事情。

肖鲁伟

时值甲辰年立秋,写于杭州

前 言

《医理信述》是清代浙江台州医家夏子俊所撰的一部综合性医著。清光绪《黄岩县志·方伎》曰:"夏子俊,字云颖,号脱夫,邑西恬然人,徙宁川。幼颖异,好读书,补弟子员,键户深山,凡百家子史无所不读。尤精岐黄术,不择贫富皆往诊,投剂立愈。著有《愉我集》《医理信述》藏于家。又著《闲存录》,皆言易理,未发义蕴,云溪郝太史为序刊行。卒年八十五。"

《医理信述》成书之后,抄藏于家,或亲友借录,旋因变故,几至散失,经百余年,至清光绪二十五年(公元 1899 年)经其裔孙贡河校录,而同邑医家柯琳始为之刊印流传。是书含《医理信述》六卷,《痘疹秘录》一卷,《补遗》一卷,其宗旨与内容,该书凡例中述之颇详:"兹编立意,以定群书之是非,辨症治疗同异为主,故不为检方觅药者设也。其有不系医家,而所论深得病情,有关疗治者,即用选入;有虽系专科,多所著述,而议属偏驳,语不成章,言不雅驯者,概置弗录。"又说:"各症之下,俱有总论,某症治法,非先贤至正大中之规,即平素得心应手之法,而不敢妄有所作也。"其间辨证论治,虽不详列门类,然而诠次仍自不紊,如医必先明脏腑,故以经脉为卷首;病必同出一原,故以统论为次卷;百病之长莫如风,故三卷以中风为首,而以痹痿厥痉之类于风者踵之,其他暑、湿、燥、火、气、血、痰、积、虚损之类亦然;四卷以下,俱为内伤杂病之诊治,首言内伤,次及内伤杂病分类,按次序列,有条不紊。《痘疹秘录》一卷,以发热、见点、起胀、贯脓、收庵、落痂六候,每候皆分顺证勿治、险证当治、逆证不治三目,各有证治歌括,末有种痘法及痘遇天癸治法。麻疹,分未出药、正出药、出后药而已。其《补遗》一卷,专论痢疾,分初治、中治、末治,三治皆子俊所自定,后载《明医合参》,则辑前人成说为之,有自序。

统观《医理信述》一书,虽以述为作,每篇之后,俱加以按语,或赞或评,或加以补充以发挥其精义，间有撰著总论治法，以补前人之不及，亦均说理明畅，治法切要，其议论往往引伸经旨，发前人所未言者。各证俱有总论、有治法，或用成说、或抒心得，所用成说有删补、有改易，务使词明意显，一览明然。

2017年夏，同仁陈时风先生知我欲收集台州医家所著古医籍以广之，慨然赠我其祖父——医学史家陈梦赉老先生雪藏之医书数十本，其中有手抄本《医理信述》卷一、卷二和《痘疹秘录》《补遗》手抄本各一卷，憾余卷及插图虽经多年寻觅而无所获。2022年春，适遇温岭叶怀球医生，言平素喜收藏中医古籍，询及此书，竟云藏有《医理信述》光绪年所刻全本，并愿无偿出其书共同点校以彰之，正所谓"踏破铁鞋无觅处，得来全不费工夫"，遂以光绪二十五年开雕版为底本，结合时风所赠手抄原本，重新点校发排。由于水平有限，书中不周之处，衷心希望广大读者谅解并批评指正。

李伟林 2023年夏于台州椒江

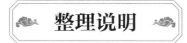

整理说明

一、本次整理以光绪二十五年（1899年）开雕版为底本，结合陈梦赉老先生雪藏之医书手抄本《医理信述》卷一、卷二，以及《痘疹秘录》《补遗》各一卷，重新校释。旁参《黄帝内经》《备急千金要方》《医垒元戎》《丹溪心法》《明医杂著》诸书。

二、本书采用简体横排，现代标点。为保留原貌，原书图片中的图注文字不作处理。

三、本书药名有与今通行之名用字不同者，如“山栀”作“山枝”、“滑石”作“活石”、“槟榔”作“兵郎”、“山楂”作“山查”等，或笔误如“黄芩”作“黄苓”等，则径改为今通行用名。

四、原底本中的双行小字，今统一改为单行小字。

五、原书目录与正文标题有出入、总目录与分卷目录不一致时，如原书卷二分目录“脉诀位次辨”，总目录为“脉诀位次解 大小肠胗两尺辨”，正文标题则为“脉诀位次大小肠诊两尺辨”，今统一依据正文实际内容，调整目录，不另加注。原总目录中并无《补遗》麻疹、痘科、痢疾三篇，今增补篇名；原《补遗》各篇并无目录，为方便读者阅读，今亦依据正文分列目录于各篇前。

六、凡底本不误而校本有误者，不出注。底本引文虽有化裁，但文理通顺，意义无实质性改变者，不改不注。惟引文改变原意时，方据情酌改，或仍存其旧，均加校记。

七、凡底本中的异体字、俗写字，或笔画差错残缺，或明显笔误，均径改，一般不出注。该书某些名词术语用字与今通行者或有不同，如“脏腑”

作"藏府""臟腑"、"熏"作"薰"、"硬"作"鞕""鞭"、"敷"作"附"、"泥"作"坭"、"诊"作"胗"、"睪"作"翚"等,今一律改作通行者,不另出注。

八、书中涉及疑难冷僻字等,酌情加以简要注释。

序

后世方书,汗牛充栋,或坚执一家,或自参谬论,大抵炫一己之才华,致失古人之精奥,后有学者,反不能折衷于是。琳十八岁时尝有志及之,盖因家慈患衄血,众医过用寒凉伤胃,转成噎膈反胃,于是一意攻医,广集群书,极力揣摩,竭三载之心力,终无入门之路,始知泥书拘法适足害人,即弃所学,仍学举子业,幸家慈噎病亦渐愈矣,厥后书肆中拾得夏云颖先生《医理信述》首卷,披读之下,昭然发矇,是以述为作,若又以作为述者,觉轩岐以来,千百名医,不可无此书,既有此书,则汗牛充栋迷乱人目者,皆可焚而不存也。邑志载:先生键户深山,百家子史无所不读,尤精岐黄术,著有《愉我集》《医理信述》藏于家,又著《闲存录》,皆言易理,未发义蕴,是先生不仅以医显。今得诸父老传闻,先生暨金映璧先生为浙台一时名医,无全书以贻后人,所传惟痢疾痘麻二卷,其书始亦钞本,人都秘而不传,王鹤轩封翁为之刊行,因传方法立起沉疴者,无不家置一编,然实则未窥全豹为憾也。屡经采访,乃得第二卷于其孙伯池家,又得第三、四卷于谭植三家,续探得南乡沙埠一老妪秘有残本,往购之,果得第五、六两卷,悉心校其文,一字一句皆理皆法,奉之为圭臬,而什袭藏之迨二十年矣,每欲公诸同好,适去腊管君惠农自蜀归,邀琳诊病,谈及此书,慨然以刊刻自任,不数日果寄赀来,命付剞劂,甚盛德也。惜《愉我集》一书与金映璧先生所著医书,终佚其传,不无抱歉耳。

时光绪廿三年十月后学柯琳谨序

序

　　吾友云颖之书，医理也，而实易理也。一部《周易》，经数圣人之心思，无非发明天地阴阳消长盛衰胜复之理，人禀天地之气以有生，亦此阴阳消长盛衰胜复之理而已。故燮理天地之阴阳者为良相，调和人身之阴阳者为明医，分虽殊而理则一也。若夫世之医者，有守名家为金科，执方书为捷径，凭草木之根皮为经济，假人生之性命为尝试，医则医矣，而理尚未窥见其一二也。吾观云颖之医，读云颖之书，经络详明，每症条分缕晰，阴阳消长盛衰胜复之理，灿然可睹。大约禀制于《周易》而参之以《内经》之精奥，刘张之高确，李朱之醇正，更博涉乎群书，间有一得，亦极力揣摩，故于诸家之论，谛当者采录之，漏略者增补之，背谬者订正之，晦昧者疏解之，成竹在胸而左右逢源，意匠经营而户牖自辟，譬集千腋以成裘，调百牢以为馔，固非依样葫芦，亦不卖弄聪明，似以述为作，一又以作为述，觉有轩岐以来数百千之名家，即不可无云颖，盖云颖乃轩岐以来诸名家之功臣也。与其文理之博大精深委曲详明者，奚啻夫易也，吾故曰：夏云颖之书，医理而实易理也，世之读是书者，勿以予为阿所好也，则庶乎不负云颖之一片婆心矣。

通家眷同学弟朱名世奕清氏拜题于白云书屋

医理信述凡例

一是书之述，盖为迩来轩岐家，惟日趋于下，悬壶弥众，夭折弥多，揆厥所由，迷于习尚，不极天人之奥，不窥性命之原，何怪其以人为试乎？复有纂辑名家，取舍各从己见，或甲理近乙故非之，或一语微疵全弃之，致滋后学莫所适从。故兹编立意，以定群书之是非，辨症治疗同异为主，故不为检方觅药者设也。其有不系医家，而所论深得病情，有关疗治者，即用选入；有虽系专科，多所著述，而议属偏驳，语不成章，言不雅驯者，概置弗录。

一诸论繁者删之，阙者补之，或易字句，或变章法，务使语圆意显，诵之如食哀梨，齿无留滓，以涤从来医典之龃龉难入者，窜易之罪，固无所逃。

一各症之下，俱有总论，某症治法，非先贤至正大中之规，即平素得心应手之法，而不敢妄有所作也。

一其间症治虽不详列病门，然诠次仍自不紊，如医必先明脏腑，故以经脉为首卷，病必同出一原，故以统论为次卷。百病之长莫如风，故三卷以中风为首，则痹痿厥痉之类于风者踵之，其他暑、湿、燥、火、气、血、痰、积、虚损之类亦然。

医理信述总目

四卷 ·· 86

五卷 ·· 105

六卷 ………………………………………………………… 125

| 医理信述卷一目录 |

黄岩夏子俊云颖纂辑　裔孙贡河疏九校录

　　此一卷专明人身之骨度脏腑经络,夫骨度着于外者也,脏腑存于内者也,经络从于内而达乎外者也,此乃医之第一关头,此关不明,终无入门之路,故为之纂辑图说,复于各经条下,附录症脉,则见有是经,即有是脉,有是经之症,即有是症之脉,脉也症也经也,固相合而不相离者也,学者诚能细心熟究,则庶乎其得本原之道矣。

仰人骨度部位图

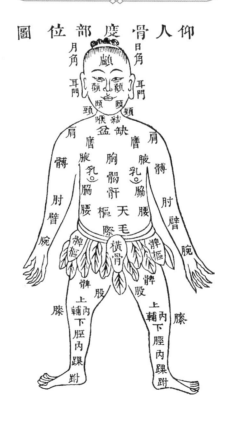

圖位部度骨人仰

伏人骨度部位图

圖 位 部 度 骨 人 伏

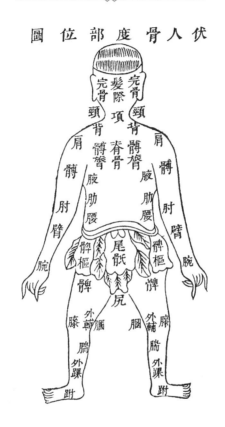

周身骨肉数界论

汤道未主制书曰：首骨自额连于脑，其数八，上颌之骨十有二，下则浑骨一焉；齿三十有二；臂三十有四；胸之上有刀骨焉，分为三；肋之骨二十有四，起于臂，上十四环至胸，直接刀骨，所以护存心肺也，下十骨较短，不合其前，所以宽脾胃之居焉；指之骨大指二，余各三，手与足各二十有奇。诸骨安排，各有本向，所向异，故其数与势亦不得不异，或纵入如钉，或斜迎如锯，或合笋如匮，或环抱如簪，种种不一，总期体之固，动之顺而已。论肉其数六百界有奇，其形长短宽狭厚薄圆匾角浑异，其势各上下相并，或顺或斜,或横异,此皆各有本用,以顺本身多异之动也。

内景之图

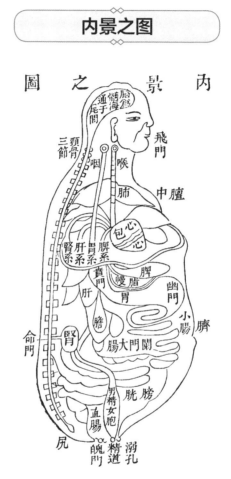

脏腑内景,各有区别,咽喉二窍,同出一腕,异途施化,喉在前主出,咽在后主吞,喉系坚空,连接肺本,为气息之路,呼吸出入,下通心肝之窍,以激诸脉之行,气之要道也;咽系柔空,下接胃本,为饮食之路,水谷同下,并归胃中,乃粮运之关津也。二道并行,各不相犯,盖饮食必历气口而下,气口有一会厌,当饮食方咽,会厌即垂,厥口乃闭,故水谷下咽,了不犯喉,言语呼吸,则会厌开张,当食言语,则水谷乘气送入喉管,遂呛而咳矣。

喉下为肺,两叶白莹,谓之华盖,以覆诸脏,虚如蜂窠,下无透窍,故吸之则满,呼之则虚,一呼一吸,本之有源,无有穷也,乃清浊之交运,人身之橐籥。

肺之下为心，心有系络，上系乎肺。肺受清气，下乃灌注，其象尖长而圆，其色赤，其中窍数多寡各异，迥不相同，上通于舌，下无透窍。

心之外有心包络，即膻中也。凡脾胃肝肾，各有一系透膈，以通于心。其间有宗气，积于胸中，出于喉咙，以贯心脉，而行呼吸，即如雾者是也。如外邪干犯，则犯包络，心不能犯，犯心即死矣。

此下有膈膜，与脊胁周围相着，遮蔽浊气，使不得以熏心肺。膈膜之下有肝，有一叶者，有二三叶者，其系亦上络于心包，为血之海，上通于目，下亦无窍。

肝短叶中有胆附焉，胆有汁，藏而不泻，此喉之一窍也，施气运化，熏蒸流行，以成脉络者如此。

咽至胃，长一尺六寸，通谓之咽门。咽下是膈膜，膈膜之下有胃，盛受饮食而腐熟之。其左有脾，与胃同膜而附其上，其色如马肝赤紫，其形如刀镰，闻声则动，动则磨胃，食乃消化。

胃之左有小肠，后附脊膂，左环回周叠积。其注于回肠者，外附脐上，其盘十六曲。右有大肠，即回肠，当脐左回周叠积而下，亦盘十六曲，广肠附脊以受回肠，左环叠积下辟，乃出滓秽之路。广肠左侧为膀胱，乃津液之府，五味入胃，其津液上升，精者化为血脉，以成骨髓，津液之余，留入下部，得三焦之气施化，小肠渗出，膀胱渗入，而溲便注泄矣。

凡胃中腐熟水谷，其精气自胃之上口曰贲门，传于肺，肺播于诸脉，其滓秽自胃之下口曰幽门，传于小肠，至小肠下口曰阑门，泌别其汁，清者渗出小肠，而渗入膀胱，滓秽之物，则传入大肠，膀胱赤白莹净，上无所入之窍，止有下口，全假三焦之气化而行，气不能化，则闭格不通而为病矣。咽之一窍，资生气血，转化糟粕，而出入如此。

三焦者，上焦如雾，中焦如沤，下焦如渎，主持诸气，以象三才，呼吸升降，水谷腐熟，皆恃此通达，与包络相为表里，故其脉散络心包下膈，循属三焦。

肾有二枚，精所舍也，生于脊膂十四椎下，两傍各一寸五分，中命门穴，形如豇豆，外有黄脂包裹，里白外黑，下通骶尾，上通脑髓，有上系通于心，下系通精窍，根于两肾之前，膀胱之后，出大肠之上左，居小肠之下右，即命门子宫，男子以藏精，女子以系胞，此根本之所，人身之至要也。

手足十二经配合脏腑之义

凡人一身，其十二经络，手太阴肺，金也，里也，手经也，以手阳明大肠金配；手少阴心，火也，里也，手经也，以手太阳小肠火配；手厥阴心包络，火也，手少阳三焦亦火也，二经皆属相火，一为气父，表也，一为血母，里也，亦是以类配；足太阴脾，土也，里也，足经也，以足阳明胃土配；足厥阴肝，木也，里也，足经也，以足少阳胆木配；足少阴肾，水也，里也，足经也，以足太阳膀胱水配。

此十二经，手以手配，足以足配，阴以阳配，火以火配，水以水配，金以金配，木以木配，土以土配，本乎天者亲上，本乎地者亲下，同气相求，皆自然而然之理也。手之三阴，从脏走至手；手之三阳，从手走至头；足之三阳，从头走至足；足之三阴，从足走至腹。经脉直行，布血气，通阴阳，以周流于一身者也；络脉横行，因本经之旁支而别出，以联络于十二经者也。本经之脉，由络脉而交他经；他经之脉，亦由是焉。人身之气血，经盛则注于络，络盛则注于经，传注流行，昼夜不息，与天地同度，终而复始，更有奇经八脉，不拘制于十二正经，无表里配合，故谓之奇，具图于后，可考而知焉。

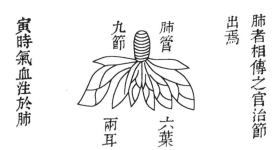

肺形四垂，附着于脊之第三椎，中有二十四空，行列分布，以行诸脏之气，为脏之长，为生气之源，为心之盖。是经多气少血，其合皮也，其荣毛也，开窍于鼻。难经曰：肺重三斤三两，六叶两耳，凡八叶，主藏魄。肺叶白莹谓为华盖，以覆诸藏，虚如蜂窠，下无透窍，吸之则满，呼之则虚，一呼一吸，消息自然，司清浊之运，为人身之橐籥。

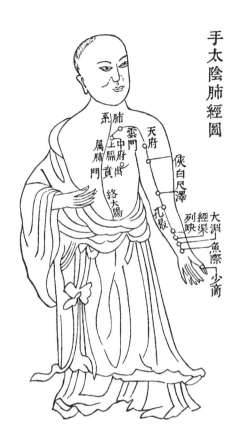

手太陰肺經圖

肺手太阴之脉，起于中焦，下络大肠，还循胃口，上膈，属肺，从肺系横出腋下，下循臑内自肩至肘通名曰臑，行少阴心主之前，下肘中自肘至腕通名曰臂，循臂内上骨下廉上骨谓臂之上也，廉者边也，入寸口关前为寸口，上循鱼际要旨论曰：掌骨前肥肉为鱼际，出大指之端端者正也，在手大指端内侧，去爪甲角如韭叶，少商穴也，其支者支而横者为络，由本经而别走邻经也，从腕后直出次指内廉出其端腕者宛也，言可宛曲也，即臂掌中曲折处。

其见症也，善嚏，悲愁欲哭，洒淅寒热，缺盆中痛，肩背痛，脐右小腹胀痛，小便数，溏泄，皮肤痛及麻木，喘少气，颏上气见。实则梦兵戈竞扰，虚则梦田野平原，不足则太息，有余则喘嗽。

诊脉

肺脉浮涩而短，肺合皮毛，脉循皮毛而行，持脉之法下指如三菽重，轻轻按至皮毛而得者为浮，稍稍加力，脉道不利为涩，不及本位为短，此肺脉之平也。亦曰毛,肺部不见毛而见洪大,此心火刑之也,是为贼邪;见弦急,此肝木侮之也,是为微邪;见沉细,此肾水乘之也,是为实邪;见缓大,此脾土救之也,是为虚邪。

肺司秋令,万物之所以收成也,其脉气来轻虚从浮,来急去散曰浮,又曰毛,反此者死。太过则气来中央坚,两旁虚,加循鸡羽,病在外也;不及则气来毛微,病在中也;太过则令人逆气而背痛,愠愠然不舒;不及则令人喘,呼吸少气而咳,上气见血,不闻病音,肺中有声。

秋以胃气为本,秋胃微毛曰平,毛多胃少曰病,但毛无胃曰死,毛而有弦曰春病,弦甚曰今病。

平肺脉来,厌厌聂聂,如循榆荚,病肺脉来,不上不下,如循鸡羽。死肺脉来,如物之浮,如风吹毛无根脉也;真肺脉来,大而虚,如以毛羽中人肤,色赤白不泽,毛折乃死,肺至悬绝,十二日死悬,与阳和之脉,相去悬异也;绝,绝阴无阳也。脉来悬绝急,谓之真脏脉也,真脏脉见则死矣,十二日死者,金火生成之余也。平人气象篇曰:肺见丙丁死焉,玄台曰肺属金,自庚金而数之,至八日为丙丁,又至丙丁,为十八日当死,今曰十二日,自庚辛而数之,乃庚辛见庚辛也。

肺脉搏坚而长,当病吐血,夬而散,当病灌汗,至令不复散发也搏坚而长,乃肺气火盛,故吐血;夬而散,乃汗出之际,寒水灌洗,至使不复发散也,一发散而病可已矣,暑月多病此。

肺病,身当有热,咳嗽短气,唾出脓血,其脉当短涩,今反浮大,其色当白,而反赤者,是火刑金,为大逆,十死不治。

凡浮而涩短,是皆肺脉也有肺之脉,有肺之症,则肺之病也,否则非肺脏病矣。

按肺主声,故欲成音声,必先由肺,肺气之管,激气成声,故肺能呼吸外气,一以凉心,一以成声,凡物无肺者,则不能呼吸也,虽有知觉,亦不能有声音,水族是也。声者,呼吸之激也,气自肺而冲喉,有意以表内情也,人以能言之具,以显其心中之意,与禽兽以能鸣之具,以畅其血气之情,其为声有二,其一无节,为吼嘀嘶吠,禽兽胥有之,其一有节,为言语,人独有之,为医者此理亦不可不格也。

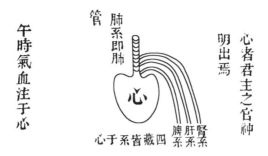

心居肺管之下，膈膜之上，附着脊之第五椎，是经少血多气，其合脉也，其荣色也，开窍于舌。难经曰：心重十二两，中有七窍三毛以应七星三台，盛精三合，主藏神。心象尖圆，形如莲蕊，其中有窍，多寡不同，以导引天真之气，下无透窍，上通乎舌，其有四系，以通四脏，心外有赤黄裹脂，是为心包络，心下有膈膜，与脊胁周回相着，遮蔽浊气，使不得上熏心肺也。

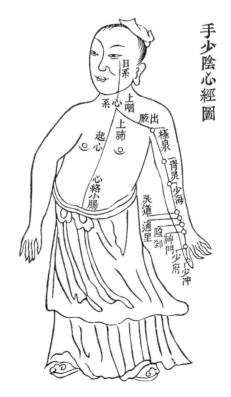

心手少阴之脉，起于心中，出属心系，下膈络小肠，其支者，从心系，上挟咽，系目系此经已络小肠，从心系支而横出，循任脉之外，上挟咽系，行至目系。

其直者复从心系却上肺，下出腋下，下循臑内后廉，行太阴心主之后，下肘内廉，循臂内后廉此经自极泉穴，下循臑内后廉，行手太阴心主两经之后，至青灵穴，下肘内廉，少海穴，循肘内后廉灵道穴，抵掌后兑骨之端兑作锐，抵，排也，神门穴，在掌后兑骨之端，陷，中，而行也，入掌内后廉，循小指之内即少冲穴，出其端滑伯仁曰：心为君主之官元，尊于他藏，故其交经授受，不假支别云。

其见症也，消渴，两肾内痛，后廉腰背痛，浸淫，善笑，善惊，善忘，上咳吐，下气泄，眩仆身热，腹痛而悲。实则梦忧惊恐怖，虚则梦烟火焰田。

诊脉

心脉浮大而散，心合血脉，脉循血脉而行。持脉之法，不指如六菽重，略略按至血脉而得者为浮，略加力，脉道粗大为软，阔为散，此心脉之平也。有力为洪，亦曰钩，心部不见钩而见沉细，此肾水刑之也，是为贼邪；见毛涩，此肺金侮之也，是为微邪；见缓大，此脾土乘之也，是为实邪；见弦急，此肝木救之也，是为虚邪。

心司夏令，万物之所以盛长也，其脉气来盛去衰，故曰钩，反此者病。来盛去亦盛，此谓太过，病在外；来不盛去反盛，此谓不及，病在中。太过则令人身热而肤痛，为浸淫；不及则令人心烦，上见咳唾，下为气泄。

夏以胃气为本，夏胃微钩曰平，钩多胃少曰病，但钩无胃曰死，钩而有石曰冬病，石甚曰今病。

平心脉来，累累如连珠，如循琅玕；病心脉来，喘喘连属，其中微曲；死心脉来，前曲后倨，如操带钩；真心脉至，坚而持，如循薏苡子累累然，色赤不泽，毛折乃死。心悬绝九日死王启玄曰：九日者，水火生成之余也。平人气象篇曰：心见壬癸死。马元台曰：心属火，自丙丁而数之，至壬癸日为八日，今曰九日者亦八日之尽，交九日矣。

心脉搏坚而长，当病舌卷不能言，其软然上声柔也而散者，当消环自已搏坚且长，乃心刚邪盛，故病舌卷短不能言也。消，消散，环，周环，谓刚脉渐柔，一周日之时，而病自已矣。

心脉急，病名心疝，少腹当有形也。心为牡脏，小肠为之使，故曰少腹当有形也心为阳中之少阳，乃牡脏也，心病，烦闷少气，大热，热上烫心，呕吐，咳逆，狂语，汗出如珠，身体厥冷，其脉当浮，今反沉濡而滑，其色当赤，而反黑者,此水刑火,为大逆,十死不治。

有心之脉,有心之症,是心病也,否则非心病也。

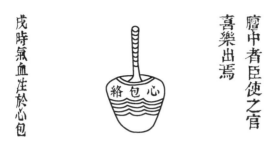

心包络者,以其包络于心,不使浊气熏蒸于心,犹君主有宫城也。又名手心主,以其主行心之事也,在心下横膈膜之上,竖斜膈膜之下,其与横膜相粘,而黄脂幔裹者心也,脂幔之外,有细筋膜如丝,与心肺相连者,心包络也。心包藏居膈上,经始胸中,正值膻中之所,位居相火,代君行事,实臣使也。王太仆曰:膻中在两乳之间,为气之海也,心为君主,以敷宣教令,膻中主气,以气布阴阳,气和志达,则喜乐由生,分布阴阳,故官为臣使也。

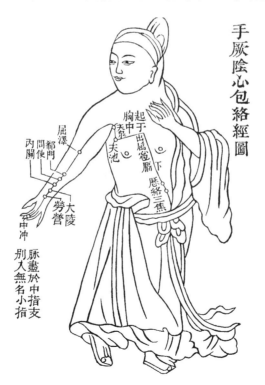

心主手厥阴心包络之脉，起于胸中，出属心包，下膈历络三焦。其支者，循胸出胁，下腋三寸至天池穴，上抵腋下，下循臑内，行太阴、少阴之间，入肘中，下臂行两筋之间，入掌中，循中指出其端。其支者，别掌中，循小指、次指出其端。

其见症也，笑不休，手心热，心中大热，面黄目赤，心中动。

夏子俊曰：包络之脉，即心之脉，心之脉，即包络之脉，一而二，二而一者也，何以言之？内经曰：膻中者，臣使之官，喜乐出焉。又曰：膻中者，心主之宫城也。观铜人图，包络乃护心之脂膜，其象如仰盂，心即居于其中，明知同宫其处，位居相火，代君行事而为臣使之官焉。又观灵枢邪客篇曰：少阴无腧，心不病乎？岐伯曰：外经病而脏不病也。盖心者，五脏六腑之大主，精神之所舍，其藏坚固，邪弗能容，容之则心伤，心伤则神去，神去则死矣，故诸邪之在于心者，皆在于心之包络，包络为十二经中之一经，而五脏不以包络为特脏者，以其附寄于心之故耳，包络既不得为特脏，则脉亦当从心之诊，而不得有特脉。

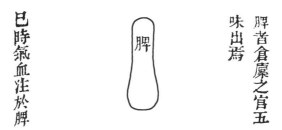

形如刀镰，与胃同膜，而附其上之左俞，当十一椎下，闻声则动，动则磨胃，而主运化，其合肉也，其荣唇也，开窍于口，是经多气少血。难经曰：脾重二斤三两，广扁三寸，长五寸，有散膏半斤，主里血，温五脏，主藏意与智。滑氏曰：掩乎太仓。华元化曰：脾主消磨五谷，养于四傍。

脾足太阴之脉，起于足大指之端，循指内侧白肉际，过核骨后，上内踝前廉足肘后两傍圆骨内曰内踝，外曰外踝，又名螺蛳骨，上腨[1]内，循箭骨后，交出厥阴之前，上循膝股内前廉，入腹，属脾络胃，上膈，挟咽，连舌本，散舌下，其支别者，复从胃别上膈，注心中。

---

[1] 腨 shuàn：腓肠肌，即小腿后部隆起的部分。

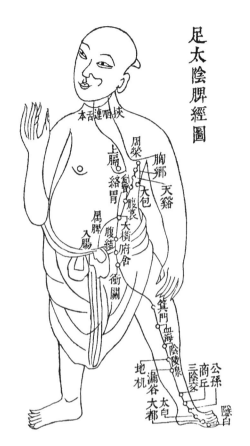

足太陰脾經圖

其见症也，五泄，二便闭，舌强痛，口甘，食即吐，面黄，嗜卧，善饥，善味，不嗜食，尻阴膝膕胻足背痛，当脐痛，腹胀肠鸣，足不收行，善瘛善噫，后泄气，肉痛足胕肿，体不能动。

实则梦歌歌快乐，虚则梦饮食相争。

诊脉

脾脉缓而大，脾合肌肉，脉循肌肉而行，持脉之法，下指如九菽重，略重按至肌肉，如微风轻飐柳梢为缓，次稍加力，脉道敦厚为大，此脾脉之平也。见弦长，此肝木刑之也，是为贼邪；见沉细，此肾水侮之也，是为微邪；见毛涩，此肺金乘之也，是为实邪；见洪大，此心火救之也，是为虚邪。

脾为孤脏，以贯四傍，盛于长夏，其来如水之流，此谓太过，病在外；如鸟之啄，此谓不及，病在中；太过则令人四肢不举，不及则令人九窍不通，名曰重强。长夏以胃气为本，胃而微软弱曰平，弱多胃少曰病，但代无胃曰死，弱而有石曰冬病，石甚曰今病。

平脾脉来，和柔相杂，如鸡践地；病脾脉来，实而盈数，如鸡举足；死脾脉来，坚锐如鸟之啄，如鸟之距，如屋之漏，如水之流；真脾脉来，弱而乍疏乍数，色黄青不泽，毛折乃死。脾至悬绝，四日死。平人气象篇曰：脾见甲乙死。马玄台曰：脾属土，自戊巳日而数之至甲乙日为八日，今四者除戊巳，至甲日也，当死。脾病其色黄，体青，失溲，直视，唇反依，爪甲青，饮食吐逆，体重节痛，四肢不举，其脉当浮大而缓，其色当黄，今反青，此木刑土，为大逆，十死不治。

凡奕缓，皆脾脉也。

肝者將軍之官謀慮出焉　左三葉　右四葉　丑時氣血注於肝

肝居膈下，并胃着脊之九椎。是经多血少气，其合筋也，其荣爪也，主藏魂，开窍于目，其系上络心肺，下亦无窍。难经曰：肝重四斤四两，左三叶，右四叶，凡七叶。滑氏曰：肝之为脏，其治在左，其藏在左胁，左肾之前，并胃脊之第九椎也。肝者，干也，其性多动而少静，好干犯他脏者也。

肝足厥阴之脉，起于大指丛毛之际即大敦穴，在足大指端去爪甲如韭叶及三毛中之分，循足跗上廉，去内踝一寸，上踝八寸，交出太阴之后，上腘内廉膝后曲处为腘，循股入阴毛中，环阴器，抵小腹脐上为腹，脐下为小腹，挟胃属肝络胆，上贯膈，布胁肋，循喉咙之后，上入颃颡颃咽颡也，颃颡者，分气之泄也，连目系，上出额，与督脉会于巅脑上为巅，发际前为额，其支者，从目系下颊里，环循口内，其支者，复从肝，别贯膈，上注肺。

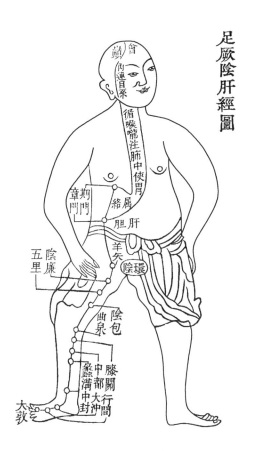

足厥陰肝經圖

其见症也，头痛，脱色，善洁，耳无闻，颊肿，肝逆，面青，目赤肿痛，两胁下痛引小腹，胸痛胁肿，妇人小腹痛，腰痛不可俯仰，四肢满闷挺长，热呕逆，睾疝，暴痒，足逆冷，胕善瘛，遗溺，淋溲，便难，癃，狐疝，癫，冒眩，转筋，阴缩，筋挛，善恐，胸中喘，骂詈，血在胁下喘。实则梦山林大树，虚则梦细草苔藓。淫邪发梦篇曰：肝气盛则梦怒，厥气客于肝，则梦山林树木。

诊脉

肝脉弦而长，肝合筋，脉循筋而行，持脉之法，下指如十二菽重，重按至筋，而脉道如筝弦相似为弦，迢迢端直为长，此肝脉之平也。肝脉不弦而见短涩，此肺金刑之也，是为贼邪；见缓大，此脾土侮之也，是为微邪；见洪大，此心火乘之也，是为实邪；见沉细，此肾水救之也，是为虚邪。

肝司春令，万物之所以始生也，其脉软弱轻虚而滑，端直以长，故曰弦，反此者病。实而强，此谓太过，病在外；不实而微，此谓不及，病在中；太过则令人善怒，忽忽眩冒而颠疾，不及则令人胸痛引背，下则两胁胀满。春以胃气为本，胃而微弦曰平，弦多胃少曰病，但弦无胃曰死，弦而有毛曰秋病，毛甚曰今病。

平肝脉来，软弱迢迢，如揭长竿末梢；病肝脉来，盈实而滑，如循长竿；死肝脉来，急益劲，如新张弓弦；真肝脉至，中外急，如循刀刃，责责然如按琴弦，色青白不泽，毛折乃死，肝至悬绝，十八日死肝见庚辛日死，自甲乙日而数之，至庚辛日为一八，又至庚辛日为十，其十八日当死，假如甲子日至辛巳日，为十八日也。

肝脉搏坚而长，色不青，当病坠，若搏，因血在胁下，令人喘逆，软而散，色泽者，当病溢饮，溢饮者，渴暴多饮，而溢入肌皮肠胃之外也。

肝病胸满胁胀，善恚怒叫呼，身体有热，而复恶寒，四肢不举，面目白，身体滑，其脉当弦长而急，今反短涩，其色当青而反白者，是金刑木，为大逆，十死不治。

凡脉弦皆肝也。

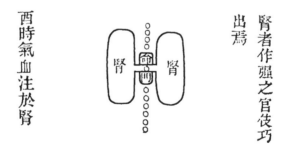

肾附于脊之十四椎下，是经常少血多气，其合骨也，其荣发也，开窍于二阴。难经曰：肾有二枚，重二斤二两，藏精与志。华元化曰：精神之舍，性命之根。肾有二枚，形如豇豆，相并而曲，附于脊之两傍，相去各一寸五分，外有黄脂包裹，各有带二条，上条系于心，下条趋脊下大骨，在脊骨之端，中有二穴，是肾带经过处，上行脊髓至脑中，连于髓海。肾居左右，中间命门，一阳陷于二阴之中，所以成坎也，静而合，涵养乎一阴之真水，动而开，鼓舞乎龙雷之阴火。

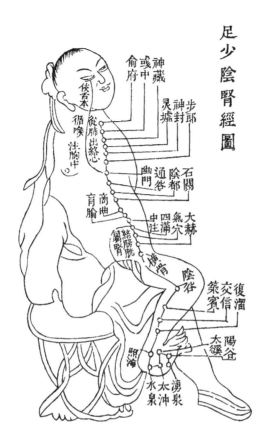

足少陰腎經圖

肾足少阴之经，起于小指之下，斜趋足心，出于然谷之下，循内踝之后，别入跟中，以上腨内足心者涌泉穴也，在足心陷中，足掌后为跟，足跟上为腨，出腘内廉，上股内后廉，贯脊属肾，络膀胱。其直者，从肾上贯肝膈，入肺中，循喉咙，挟舌本。其支者，从肺出络心，注胸中。

其见症也，面黑，口渴，唾血，大小腹痛，大便难，饥不欲食，腹大胫肿，脊臀股后痛，脐下气逆，足寒而逆，阴下湿，足下热，坐而欲起，下痢，善恐，四肢不收不举，热则腰脊不举，髓减骨枯，逆则火亢乘金，咳嗽烦冤，实则梦腰脊解软，虚则梦涉水恐惧。

诊脉

肾脉沉软而滑，肾合骨，脉循骨而行，持脉之法，下指极重，按至骨上而得曰沉，无力为软，流利为滑，此肾脉之平也，亦曰石。肾脉不见石，而见缓大以长，此脾土刑之也，是为贼邪；见洪大，此心火侮之也，是为微邪；见弦长，此肝木乘之也，是为实邪；见短涩，此肺金救之也，是为虚邪。

肾司冬令，万物之所以合藏也，其脉气来沉以搏，故曰营，反此者病。其气来如弹石，此为太过，病在外；其去如数者，此为不及，病在中。太过则令人解㑊，脊脉痛，少气不欲言；不及则令人悬如病饥，䏚[1]中清䏚中，腰也，脊中痛，小腹满，小便变。冬以胃气为本，胃而微石曰平，石多胃少曰病，但石无胃曰死，石而有钩曰夏病，钩甚曰今病。

平肾脉来，喘喘累累如钩，按之而坚；病肾脉来，如引葛，按之益坚；死肾脉来，发如夺索，辟辟如弹石；真肾脉来，搏而绝，如弹石辟辟然，色黄黑不泽，毛折乃死，肾至悬绝，七日死七日，水上生数之余也，肾见戊巳死，肾属水，自壬癸日而数之，至戊巳日为七日，当死。

肾脉搏坚而长，其色黄而赤者，当病折腰，软而散，当病少血，至令不复也搏坚而长，色黄且赤，是心脾肝肾，肾受客邪，故病腰折，软而散者，肾水弱不能化液，故少血不能遽复也。肾病手足逆冷，面赤目黄，小便不禁，骨节烦疼，少腹结痛，气冲于心，其脉当沉细而滑，今反浮大，其色当黑而反黄，是土克水，为大逆，十死不治。

凡脉沉滑，皆营，皆石，皆肾也。

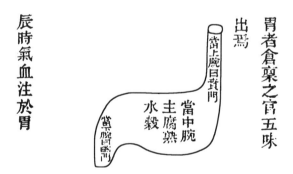

胃者，水谷气血之海也。胃，大一尺五寸，径五寸，长二尺六寸，横屈受水谷三斗五升，其中之谷，常留二斗，水一斗五升而满。是经常多气多血。难经曰：胃重二斤一两。胃之上口名曰贲门，饮食之精气，从此上输于脾肺，宣布诸脉。胃者，汇也，号为都市，五味汇聚，何所不容，万物归土之义也。

---

[1] 䏚 miǎo：季胁下方挟脊两旁空软部分。

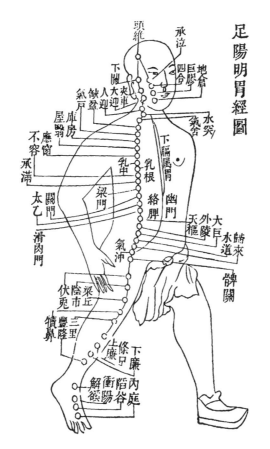

足陽明胃經圖

　　胃足阳明之脉，起于鼻之交頞中，傍约太阳之脉，下循鼻外，入上齿中頞，鼻茎也，山根为頞，还出挟口环唇，下交承浆口两傍为挟口，挟口内为唇，却循颐后下廉，出大迎，循夹车，上耳前，过客主人，循发际，至额[1]颅。

　　其支别者，从大迎前，下人迎，循喉咙，入缺盆，下膈，属胃络脾，其直行者，从缺盆下乳内廉，下挟脐，入气冲中。其支者，从胃下口循腹里，下至气冲中而合，以下髀关，抵伏兔，下入膝膑中，下循骭外廉，下足跗，入中指内间骭，胫骨也，跗足面动处脉。

　　其支者，下膝三寸而别，以下入中指外间，其支者，别跗上，入大指间，出其端此经已入中指外间，而又自足跗上冲阳穴，支而别行，入于大指间，出行间穴。

---

[1]　额：原文为"頞"，参《黄帝内经》原文径改为"额"。

其见症也，恶烟火，闻木音则惊，上登而歌，弃衣而走，颜黑，不能言，呕，欠呵，消谷善饥，颈肿，膺、乳、冲、股、伏兔、外胻、廉、足跗皆痛，胸傍过乳痛，口渴腹大，水肿奔响，腹胀，骱内廉跗痛，髀不可转，腘如结，腨如裂，膝膑肿痛，遗溺失气，善伸，颠病，湿淫，心欲动，则闭户独处，惊栗，身前热，身后不热。

子时氣血注於膽

膽

膽者中正之官決斷出焉

六节藏象论曰：凡十一脏，皆取决于胆也。难经曰：胆在肝之短叶间，重三两三铢，长三寸，盛精汁三合，水色金精，无出入窍，不同六腑传化，而为清净之府，受水之气，与坎同位，悲则泪出者，水得火而煎，阴必从阳也。是经多血少气。华元化曰：胆者中清之府，号曰将军，主藏而不泻。形如悬瓠，其俞在脊之第十椎傍，幕在乳下傍，日月穴也。

胆足少阳之脉，起于目锐眦，上抵头角，下耳后，循颈，行手少阳之前，至肩上，却交出手少阳之后，入缺盆，其支别者，从耳中出，走耳前，至目锐眦后目外眦，为锐眦。

其支别者，自锐眦下大迎，合手少阳于颥下目下为颥，加临也夹车，下颈，合缺盆，下胸中，贯膈络肝属胆，循胁里，出气街[1]，绕毛际，横入髀厌中髀厌即髀枢。

其直者，从缺盆，下腋，循胸，过季胁，下合髀厌中，以下循髀阳，出膝外廉，下外辅骨之前，直下抵绝骨之端，下出外踝之前，循足跗上，入小指、次指之间。

---

[1] 街：原文为"冲"，参《黄帝内经》改为"街"。

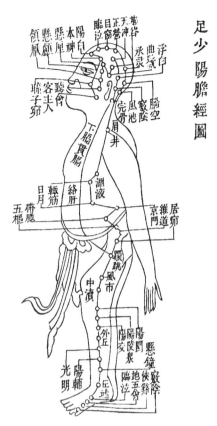

足少陽膽經圖

其支别者，从跗上，入大指，循岐骨内出其端，还贯入爪甲出三毛。

其见证也，口苦，马刀挟瘿，足外热，寝寒增风，体无膏泽，胸中、胁肋、髀、膝，外至胻绝骨外踝前诸节痛，善太息。

未時氣血注小腸

小腸者受盛之官化物出焉

幽門

名下即上小腸
口胃口胃

去浮穢也
通暢胃氣
寶而不满
肠者暢也
小腸下口
即大肠上
口名闌門

后附于脊，前附于脐，左回叠十六曲，大二寸半，径八分分之小半，长三丈二尺，受谷二斗四升，水六升三合合之大半。小肠上口，在脐上二寸近脊,水谷由此而入,复下一寸,外附于脐,为水分穴,当小肠下口,至是而泌别清浊,水液渗入膀胱,滓秽流入大肠。是经多血少气。难经曰:小肠重二斤十四两。

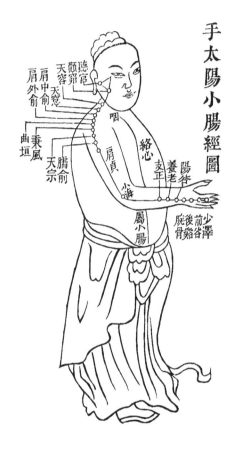

小肠手太阳之脉,起于小指之端,循手外侧,上腕出踝中,直入循臂骨下廉,出肘内侧两筋之间,上循臑外后廉,出肩解,绕肩胛,交肩上脊两傍为脊,脊上两角为肩解,肩解下成片者为肩胛,一名膊,入缺盆,络心,循咽,下膈,抵胃,属小肠。

其支别者,从缺盆,循颈,上颊,至目锐眦,却入耳中目下为颊,目外骨为锐眦。其支者别颊上䐼,抵鼻至目内眦目内眦,手足三阳脉之会。

其见证也,面白,耳前热,苦寒,颔颔肿,不可转,腰如折,肩、臑、肘、臂外后廉肿痛,臑臂内前廉痛。

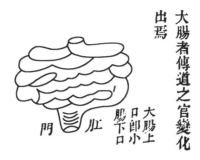

大肠者传道之官变化出焉

卯时气血注大肠

上受胃家之糟粕，下输于广肠，旧谷出而新谷可进，故字从肉从易，又畅也，通畅水谷之道也。回肠，当脐左回十六曲，大四寸，径一寸半，长二丈一尺，受谷一斗，水七升半。广肠传脊以受回肠，乃出滓秽之路，大八寸，径二寸寸之大半，长二尺八寸，受谷九升三合八分合之一。是经多气多血。难经曰：大肠重二斤十二两，肛门重十二两。

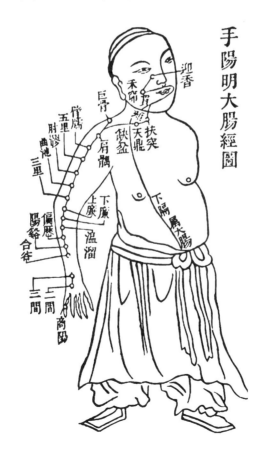

手阳明大肠经图

大肠手阳明之脉，起于大指次指之端商阳穴，循指上廉，出合谷两骨之间，上入两筋之间，循臂上廉，入肘外廉，循臑外前廉，上肩，出髃虞俱切骨之前廉髃，肩前也，肩端两骨间为髃骨，上出柱骨之会上髆上际会处为三柱骨，下入缺盆，络肺，下膈，属大肠。

其支别者，从缺盆上颈，贯颊，下入齿缝中，还出挟口，交人中，左之右，右之左，上挟鼻孔。

其见症也，大指、次指难用，耳聋辉辉焞焞，耳鸣嘈嘈，耳后、肩、臑、肘、臂外皆痛，气满，皮肤坚而不痛。

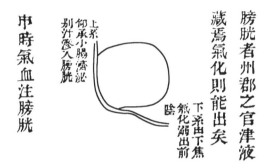

膀胱当十九椎，居肾之下，大肠之前，有下口无上口，当脐上一寸水分穴处，为小肠下口，乃膀胱之际，水液由此别回肠，随气泌渗而入，其出其入，皆由气化，入气不化，则水并大肠，而为泄泻，出气不化，则闭塞下窍，而为癃肿。是经多血少气。难经曰：膀胱重九两三铢，纵广九寸，盛溺九升九合，口广二寸半。

膀胱足太阳之脉，起于目内眦，上额，交巅。其支者，从巅至耳上角。其直者，从巅入络脑，还出别下项，从肩髆内，挟脊，抵腰中，入循膂，络肾，属膀胱。其支别者，从腰中下贯臀音豚，入腘中。其支者，从髆内左右，别下贯胛挟脊肉也，挟脊内，过髀枢，循髀外从后廉，下合腘中髀音披，股也，股外为髀，枢者以其转动若枢也，以下贯腨内，出外踝之后，循京骨，至小指外侧。

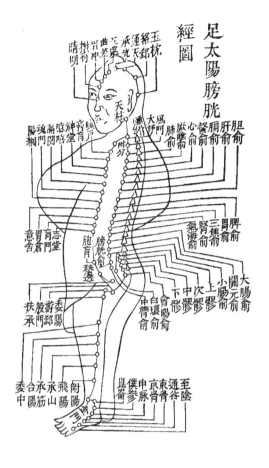

其见症也，目似脱，头两边痛，泪出，脐反出，下肿，便脓血，肌肉痿，项似拔，小腹胀满，按之欲小便不得。淫邪客梦篇曰：厥气客于膀胱，则梦游行。

三焦手少阳之脉，起于小指、次指之端，上出次指之间，循手表腕，出臂外两骨之间，上贯肘臂，节也，臑尽处为肘，循臑外，上肩，交出足少阳之后，入缺盆，交膻中，散络心包，下膈，循属三焦。

其支者，从膻中，上出缺盆，上项，挟耳后，直上出耳上角，以屈下颊至𬱖，其支者从耳后入耳中，却出至目锐眦。

其见症也，耳鸣、喉痹肿痛，耳后连目眦痛，汗自出，肩臑痛，内外皆疼，小指、次指如废。

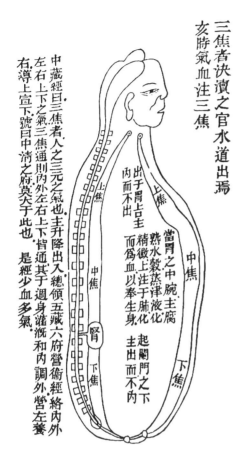

三焦者决渎之官水道出焉
亥时气血注三焦

中藏经曰三焦者人之三元之气也主升降出入总领五藏六府营卫经络内外
左右上下之气三焦通则内外左右上下皆通其于周身灌溉和内调外营左养
右导上宣下号曰中清之府莫大于此也 是经少血多气

上焦
中焦
肾
下焦

出于胃上主
内而不出

上焦

当胃之中脘主腐
熟水谷蒸津液化
精微上注于肺化
而为血以奉生身

中焦

起阑门之下
主出而不内

下焦

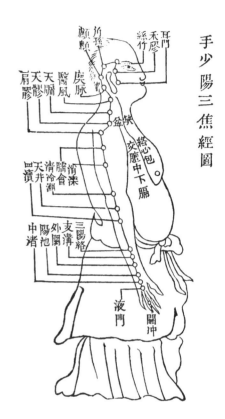

手少阳三焦经图

耳门
禾髎
丝竹
角孙
颅息
瘈脉
翳风
天牖
肩髎
天髎
络心包
支脉中下膈
臑会
消泺
清冷渊
天井
三阳络
支沟
外关
阳池
中渚
液门
关冲

附三焦说

夏子俊曰：夫三焦，有有形者焉，有无形者焉。有形者，手少阳三焦之脉，起于小指、次指之端，行至膻中，散络心包；无形者，上中下三处地位，合名三焦，以象三才之气，无所不至。然有形之三焦，即无形之三焦，总之一而已矣。

何也？饮食入胃，糟粕下行，其精微之气，搏于膻中，混混沌沌，莫测端倪，正手少阳三焦之脉，散络心包之处，上中下三焦之气，生化发源之地，气脉会聚，声应气求，因形得名，无有二也，素问所以有三焦包络皆处膻中，三焦为气父，包络为血母，父母所居，为气之海之说也。

至若运行之妙，于上焦则司上焦之令，于中焦则司中焦之令，于下焦则司下焦之令，无所不至，亦无所不能，犹造化之气，周流普循，能升能降，春得之而生，夏得之而长，秋得之而收，冬得之而藏，其变化有不可胜穷者矣。故谢坚白《难经本旨》曰：三焦脉，上见于寸口，中见于关，下焦与肾同诊，此不易之论也。孙东宿《医旨绪余》：考辨三焦极工，参究之则自得焉。

奇经八脉总论

经凡十二，手足三阴三阳是也，络凡十五，乃十二经各有一别络，而脾又有一大络，并任督二络为十五也，共二十七气，相随上下，如泉之流，如日月之行，不得休息，故阴脉营于五脏心、肝、脾、肺、肾也，阳脉营于六腑胆、胃、大小肠、膀胱、三焦，阴阳相贯，循环无端，莫知其纪，终而复始，其流溢之气，入于奇经，转相灌溉，内温脏腑，外濡腠理。

奇经凡八脉，不拘制于十二正经，无表里配合，故谓之奇。盖正经犹夫沟渠，奇经犹夫湖泽也。正经之脉隆盛，则溢于奇经，是以络脉流溢，诸经不能复拘也，故越人比之天雨降下，沟渠溢满，滂霈妄行流于湖泽，此发灵素之秘旨者也。

八脉散在群书，略而不悉，请陈大旨，夫八脉者，阴维也，阳维也，阴跷也，阳跷也，冲也，任也，督也，带也。阳维起于诸阳之会，由外踝而上行于卫分，阴维起于诸阴之交，由内踝而上行于营分，所以为一身之纲维也；阳跷起于跟中，循外踝上行于身之左右，阴跷起于跟中，循内踝上行于身之左右，所以使机关之跷捷也；督脉起于会阴，循背而行于身之后，为阳脉之总督，故曰阳脉之海；任脉起于会阴，循腹而行于身之前，为阴脉之承任，故曰阴脉之海；冲脉起于会阴，夹脐而行，直冲于上，为诸脉之冲要，故曰十二经脉之海；带脉则横维于腰，状如束带，所以总约诸脉者也。

是故阳维主一身之表，阴维主一身之里；以乾坤言也，阳跷主一身左右之阳，阴跷主一身左右之阴；以东西言也，督主身后之阳，任冲主身前之阴；以南北言也，带脉横束诸脉，以六合言也，是故医而知乎八脉，则十二经十五络之大旨，无不得矣。

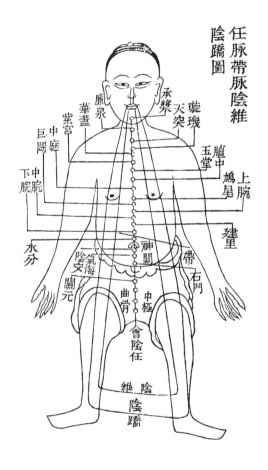

任脉带脉陰維陰蹻圖

任脉

任脉起于中极之下，以上毛际，循腹里，上关元，至咽，上颐，循面，入目，属阴脉之海也要旨论云：任者妊也，此人生养之本。

任脉为病

《内经》曰：任脉为病，男子内结七疝，女子带下瘕聚。任冲之别络，名曰尾翳，下鸠尾，散于腹，实则腹皮痛，虚则痒搔。《脉经》曰：寸口脉来，紧细实长至关者，任脉也，动若小腹绕脐下引横骨阴中切痛。又曰：横寸口边，脉丸丸者，任脉也，若腹中有气，如指上抢心，不得俯仰拘急。

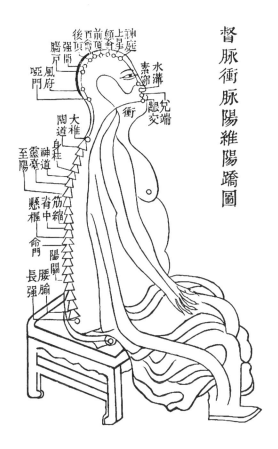

督脉衝脉陽維陽蹻圖

经穴

会阴在二阴之间，曲骨在脐下七寸毛际中，中极脐下四寸，关元三寸，石门二寸，气海一寸半，阴交一寸，神阙脐中，水分脐上一寸，下脘、建里、中脘、上脘各远一寸，巨阙、上脘上一寸，鸠尾岐骨下一寸，中庭、膻中下一寸六分，膻中两乳中间，玉堂在紫宫下一寸六分，紫宫在华盖下一寸六分，华盖璇玑下二寸，璇玑天突下一寸，天突结喉下四寸宛宛中，廉泉在颔下结喉上舌本间，承浆在下唇下宛宛中。

督脉

督脉起于下极之俞《难经》曰：两阴之间，穴名屏翳，督脉生于此，自屏翳之后，并脊而上者为之督脉，上至齿缝而终，自屏翳前随冲脉，挟脐上至齿缝相连者，谓之任脉，并于脊里，上至风腑，入脑，上巅，循额至鼻柱，属阳脉之海也。

《素问》骨空论曰：督脉者，起于小腹以下骨中央，女子入系廷孔，其孔，溺孔之端也孔窍漏也，窍漏之中，其上有溺孔焉，谓阴廷，在溺孔之上端，其络循阴器，合纂间，绕纂后要旨论曰：前阴后，后阴前，屏翳两筋间为纂，纂内深处为下极，下极之前男为阴廷，女为窍漏，别绕臀，至少阴与巨阳中，络者合少阴上股内后廉，贯脊属肾，与太阳起于目内眦，上额交巅，上入络脑，还出别下项，循肩膊，内挟脊抵腰中，入循膂，络肾，其男子循茎下至纂，与女子等，其少腹直上者，贯脐中央，上贯心，入咽咙，上颐环唇，上系两目之下中央。

督脉为病

骨空论曰：督脉生疾，从少腹上冲心而痛，不得前后为冲疝，女子为不孕，癃闭遗溺嗌干王启玄曰：此乃任冲二脉之病，不知何以属之督脉。李时珍曰：督脉虽行于背，而别络自长强走任脉者，则由腹直上，贯脐中，贯心，入喉，上颐环唇，而入于目之内眦，故显此症，启玄盖未深考耳。督脉之别络名曰长强，挟膂上项，散头上，下当肩胛左右，别走太阳，入贯膂，实则脊强反折，虚则头重，高摇之，侠脊之，有过者，取之所别也。

秦越人曰：督脉为病，脊强而厥。王海藏曰：此病宜用羌活、独活、防风、荆芥、细辛、藁本、川连、大黄、附子、苍耳之类。仲景曰：脊强者，五痉之总名，其症卒噤口，背反张而瘛疭，诸药不愈，可灸大椎、陶道、身柱穴。又曰：痉家脉筑筑而寒，直上直下。

王叔和曰：尺寸俱浮，直上直下，此为督脉，腰背强痛，不得俯仰，大人癫病，小儿风痫。又曰：脉来中央浮直，上下动者，督脉也，动若腰背膝寒，大人癫，小儿痫。

《内经》风论曰：风气循风府而上，则为脑风，风入系头，则为目风眼寒启玄子曰：脑户，乃督脉足太阳之会故也。

经穴

龈交，在唇内，兑端，在唇中，水沟，即人中，素窌，在鼻端，神庭，发上五分，上星，庭上五分，囟会，星上一寸，前顶，会上一寸半，百会，顶上一寸半，后顶、强间、脑户，相去各一寸五分，后发五分是痖[1]门，门上五分是风

---

[1] 痖 yǎ：旧同"哑"。

府，自大椎以至尾骶，其二十一椎，以椎考之可也。

阴维脉

阴维起于诸阴之交，其脉发于足少阴筑宾穴，为阴维之郄，在内踝上五寸腨肉分中，上循股内廉，上行入小腹，会足太阴、厥阴、少阴、阳明于府舍，上会足太阴于大横腹哀，循胁肋会足厥阴于期门，上胸膈，挟咽，与任脉会于天突、廉泉，上至顶前而终。

阳维脉

阳维起于诸阳之会，其脉发于足太阳金门穴，在足外踝下一寸五分，上外踝七寸，会足少阳于阳交，为阳维之郄，循膝外廉，上髀厌，抵少腹侧，会足少阳于居髎，循胁肋，斜上肘上会手阳明、手足太阳于臂臑，过肩前，与手少阳会于臑会、天髎，却会手足少阳、足阳明于肩井，入肩后，会手太阳阳跷于臑俞，上循耳后，会手足少阳于风池，上脑空、承灵、正营、目窗、临泣，下额与手足少阳、阳明五脉会于阳白，循头入耳，上至本神而止。

二维为病

越人曰：阳维阴维者，维络于身，溢蓄不能环流灌溉诸经者也，故阳维起于诸阳之会，阴维起于诸阴之交，阳维维于阳，阴维维于阴，阴阳不能自相维，则怅然失志，溶溶缓慢貌不能自收持王叔和曰：怅然者其人惊，即维脉缓缓，则令身不能自收持，即失志善忘恍惚也。

又曰：阳维为病苦寒热，阴维为病苦心痛叔和云：阳维为卫，卫为气，故寒热；阴维为营，营为血，血者主心，故心痛也。王叔和曰：寸口脉，自少阴斜至太阳，是阳维脉也，动苦肌肉痹痒，皮肤痛，下部不仁，汗出而寒，又苦颠仆羊鸣，手足相引，甚者失音不能言。

又曰：寸口脉从少阳斜至厥阴，是阴维脉也，动苦癫痫僵仆羊鸣，又苦僵仆失音，肌肉痹痒，应时自发，汗出恶风，身洗洗然也李濒湖曰：叔和以癫痫属阴维阳维，《灵枢经》以癫痫属阴跷阳跷，二说义异旨同，盖二维行于一身之营卫，二跷行于一身之左右，邪在阴维阴跷则发癫，邪在阳维阳跷则发痫，痫动而属阳，阳脉主之，癫动而属阴，阴脉主之。

王叔和曰：诊得阳维脉浮者，暂起目眩，阳盛实者，苦肩息洒洒如寒。诊得阴维脉沉大而实者，苦胸中痛，胁下支满心痛，其脉如贯珠者，男子两胁下实腰中痛，女子阴中痛，如有疮状。

《素问》腰痛论曰：阳维之脉，令人腰痛，痛上怫然肿。飞阳之脉甲乙经云：太阳之络别走少阴者，名曰飞阳，令人腰痛，痛怫怫然，甚则悲以恐启玄子曰：此阴维之脉也。

阴跷脉

阴跷足少阴之别脉，其脉起于跟中足少阳然谷穴之后，同足少阴循内踝下照海穴，上内踝之上二寸以交信为郄交信在内踝骨上，少阴前，太阴后廉筋骨间，直上循阴股入阴，上循胸里入缺盆，上出人迎之前，至咽咙交贯冲脉，入頄音葵，目下为頄，面颧也，内廉上行属目内眦，与手足太阳、足阳明、阳跷五脉，会于睛明而上行。

阳跷脉

阳跷足太阳之别脉，其脉起于跟中，出于外踝下，足太阳申脉穴，当踝后绕跟以仆参为本，上外踝上三寸，以附阳为郄，直上循股外廉，循胁后胛，上会手太阳、阳维于臑俞，上行肩髆外廉，会手阳明于巨骨，会手阳明、少阳于肩髃，上人迎，夹口吻，会手足阳明、任脉于地仓，同足阳明上而行巨窌，复会任脉于承泣，至目内眦，与手足太阳、足阳明、阴跷五脉，会于睛明穴，从睛明上行入发际，下耳后，入风池而终。

二跷为病

秦越人曰：阴络者，阴跷之络，阳络者，阳跷之络，阴跷为病，阳缓而阴急，阳跷为病，阴缓而阳急张世贤曰：诸阴脉盛散入于阴跷，阴跷受邪，病在阴分，而不在阳也，故阳缓而阴急也，诸阳脉盛散入于阳跷，阳跷受邪，病在阳分，而不在阴也，故阴缓而阳急也。脉经曰：寸口脉前部左右弹者，阳跷也，动苦腰背痛，又为癫痫僵仆羊鸣恶风偏枯痹痹音顽，手足麻痹也，身体强。又曰：寸口脉后部左右弹者，阴跷也，动苦癫痫寒热，皮肤淫痹，又为小腹痛里急，腰及髋音宽窌音教，下相连阴中痛，男子阴疝，女子漏下不止髋，髀骨也，窌，腰下穴也。

腰痛论曰：会阴之脉，令人腰痛，痛上漯漯然汗出，汗干令人欲饮，饮已欲走启玄曰：足太阳之脉，循腰下会于后阴，故曰会阴。

又曰：昌阳之脉，令人腰痛，痛引膺，目眈眈然，甚则反折，舌卷不能言启玄曰：阴跷也，阴跷者，足少阴之别也。

《素问》谬刺论曰：邪客于足阳跷之脉，令人目痛，从内眦始。《灵枢》曰：阴跷阳跷，阴阳相交，阳入阴，阴出阳，交于目锐眦，阳气盛则瞋目，阴气盛则瞑目《甲乙经》曰：人病目闭不得视者，卫气留于阴，不得行于阳，留于阴，则阴气盛，阴气盛，则跷满，不得入于阳，则阳气虚，故目闭也。又病目不得瞑者，卫气不得入于阴，常留于阳，留于阳，则阳气满，阳气满，则阳跷盛，不得入于阴，则阴气虚，故目不瞑也。

附目闭目不瞑说

《灵枢》曰：五谷入于胃也，其糟粕、津液、宗气，分为三隧。故宗气积于胸中，出于喉咙，以贯心肺，而行呼吸焉。营气者，泌其津液，注之于营，化而为血，以荣四末，内注五脏六腑，以应刻数焉。卫气者，出其悍气之慓疾，而先行于四末，分肉皮肤之间而不休焉。昼行于阳，夜行于阴，常从足少阴之分，间行于五脏六腑，今厥气客于五脏六腑，则卫气独卫其外，行于阳，不得入于阴，行于阳，则阳气盛，阳气盛，则阳跷陷，不得入于阴，则阴气虚，故目不瞑也，当补不足泻有余，以通其道，而去其邪。饮以半夏一剂，阴阳已通，其卧立至，其方用流水千里以外者，八升，扬万遍取其清五升煮之，炊以苇薪火沸，置秫米一升，治半夏五合，徐炊令至一升半去滓，饮汁一小杯，日三稍益，以知为度，故其病新发者，覆杯则卧，汗出则已，久者三饮而已。

李频湖曰：《灵枢》云：足太阳之筋，为目上纲，足阳明之筋，为目下纲，寒则筋急，目不合，热则筋纵，目不开。又云：壮者血气盛，肌肉滑，营卫不失其常，故昼精而夜瞑。老人气血衰，气道涩，卫气内伐，故昼不精而夜不瞑。又云：多卧者，肠胃大而皮肤涩，分肉不解，卫气行迟故也。张子和曰：思气所至为不眠为嗜卧。巢元方云：脾病困倦而嗜卧，胆病多烦而不眠。王叔和云：水流夜疾有声者，土休故也，人亦应之。人夜卧则脾不动摇，脉为之数疾也。一云脾之候在睑，睑动则知脾能消化也，脾病则睑涩，嗜卧矣。数说皆论目闭目不瞑，虽不言及二跷，盖亦不离乎阴阳营卫虚实之理，可互考者也。

冲脉

冲为经脉之海，又曰血海，其脉与任脉皆起于小腹之内胞中，其浮而外者,起于气冲足阳明穴也,并足阳明少阴二经之间,循腹上行至横骨,夹脐左右各五分,上行历大赫气穴少阴冲脉之会也、四满、中注、盲腧、商曲、石关、阴都、通谷、幽门,至胸中而散。

《灵枢》曰:冲任皆起于胞中,上循背里,为经络之海,其浮而外者,循腹右上行,会于咽喉,别而络唇口,血气盛则充肤热肉,血独盛则渗灌皮肤,生毫毛,妇人有余于气,不足于血,月下数脱血,任冲并伤,脉不荣其口唇,故须髭不生。宦者去其宗筋,伤其冲脉,血泻不复,皮肤内结,唇口不荣,故须亦不生。天宦不脱于血,而任冲不盛,宗筋不强,有气无血,唇口不荣,故须亦不生。

《素问》曰:三阴之所交,结于脚也,踝上各一行者,此肾脉之下行也,名曰大冲肾脉与冲脉,并下行循足,合而盛大,故曰大冲,一云冲脉起于气冲,冲直而通,故云之冲。

冲脉为病

《难经》曰:冲脉为病,逆气而里急肾气不足,伤于冲脉,逆气不上行也,里急,腹胀痛也。东垣曰:凡逆气上冲,或兼里急,或躁热,皆冲脉逆也。

举痛论曰:寒气客于冲脉,冲脉起于关元,随腹直上,寒气客则脉不通,脉不通则气因之,故喘动应手。

叔和曰:两手脉,浮之俱有阳,沉之俱有阴,阴阳皆实盛,此冲督之脉也。冲督之脉,为十二经之道路也,冲督用事,则十二经不复朝于寸口,其人苦恍惚狂痴,不者,必当由豫,有两心也。

又曰:脉来中央坚实,径至关者,冲脉也,动苦少腹痛,上抢心,有瘕疝遗溺,胁支满烦,女子绝孕。

又曰:尺寸俱牢,直上直下,此乃冲脉,胸中有寒疝也。

带脉

带脉起于季胁足厥阴之章门穴,同足少阳循带脉穴带脉穴,属足少阳经,围身一周,如束带然,又与足少阳会于五枢维道。

《灵枢》曰:足少阴之正,至腘中,别走太阳而合,上至肾,当十四椎出属带脉。

杨氏曰:带脉总束诸脉,使不妄行,如人束带而前垂,故名。妇人恶露随带脉而下,故谓之带下。

带脉为病

越人曰:带脉为病,腹满,腰溶溶如坐水中溶溶,缓慢貌。

《明堂》曰:带脉二穴,主腰腹纵溶溶如囊水之状,妇人小腹痛,里急后重,瘕疝,月事不调,赤白带下。

洁古曰:带脉之病太阴主之宜灸章门。

《素问》曰:邪客于太阴之络,令人腰痛引少腹控䏚,不可以养息。䏚,谓季胁下之空软处。

叔和曰:带脉为病,左右绕脐,腰脊痛冲阴股也。

人经脉上下左右前后二十八脉考。

医理信述卷一终　　管作霖刊　柯琳校

医理信述卷二目录

黄岩夏子俊云颖纂辑　　裔孙贡河疏九校录

此一卷，统论医理纲领之要，后数卷，分论医理条目之功，论虽不同，理无二致，尝考历代名医，立法处方，妙悟入神，而无毫发之差者，岂有他哉？不过推度病机之源流，详审经络之虚实，察药性之向背，明气味之走守，合色脉，衍天和，调燮[1]阴阳参相造化，以一理贯之而已。故此书，或节取先圣之渊源，或采择名贤之微旨，间有一得，亦不辞鄙陋，详著于兹，非敢妄附前哲之列，将以请益先进君子也。

读易论

夏氏子俊曰：医虽小道，而究其理，实太极之理。易有太极，太极二字，本孔子所言，周子又加无极二字，无极只说太极之妙，非别有物为无极也。太极又只是阴阳五行之理，非别有物为太极也。故曰五行一阴阳也，阴阳一太极也，太极本无极也。

人禀无极之真，二五之精，真精妙合，气化成形，则此身流行，一气而已。气失其平之谓疾，疾甚之谓病，医者陶铸天地，和顺阴阳，节宣气化，以致中和，而不使有过不及，则易理其可不讲哉？孙东宿曰：斯理也，难言也，庖羲画之，文王象[2]之，姬公爻之，尼父赞而翼之，黄帝问而岐伯陈之，越人难而诂释之，一也。

但经于四圣则为《易》，立论于岐黄则为《灵》《素》，辨难于越人则为《难经》。书有二，而理无二也。知理无二，则知《易》以道阴阳，而《灵枢》，而

1　燮 xiè：会意，表示用言语调和。

2　象 tuàn：彖辞，《易经》中论卦义的文字。

《难经》，皆非外阴阳而为教也。故深于易者，必善于医，精于医者，必由通于易，术有专功，理无二致，斯理也，难言也，非独秉之智不能悟，亦非独秉之智不能言也，观其两呼斯理难言也，非洞彻太极理气合一之旨者，不能亹亹[1]道之，其亦独秉之智者欤？彼知医而不知易，徒涉猎方书，非嗜投温补，即偏用苦寒，非胶执乎古方单方，即信乎一症一药，非甲理而误为乙，即守此而疑夫彼，其弊有不可胜言者，故唐孙思邈曰：不知易者，不足以言太医。信夫。

读灵素论

子俊曰：昔乌程吴氏，谓《灵》《素》为医学之祖，厥旨精深，脱非高知，安能洞澈玄窍而融奥义？顾晚近医家，率执方以为捷径，即间有谈《内经》者，亦仅仅假口说以欺人，一叩其义，辄咽喉作嗫嚅状，靡能畅朗，至《灵枢》岂惟茫然，且未尝睫接也。医若此，安望其见病知微哉？斯言也，诚不易之论也。夫后代医书，皆《灵》《素》注脚，《灵》《素》不明，乌能触类旁通，见病知微乎？

班固《艺文志》曰：《内经》十八卷，《素问》九卷，《灵枢》九卷，乃其数焉。黄帝临观八极，考建五常，以人生负阴而抱阳，食味而被色，寒暑相荡，喜怒交侵，乃与岐伯鬼臾区等，上穷天纪，下极地理，远取诸物，近取诸身，更相问难，阐发玄微，垂不朽之宏慈，开生民之寿域。

稽其嗣系，如唐之巫咸，周之长桑，秦之和缓，宋之文挚，郑之扁鹊，汉之阳庆仓公，俱从《内经》分其余绪。至于仲景遗论之撰，玄晏《甲乙》之次，杨上善纂为《太素》，金元起列于训解，王太仆详而为注，滑伯仁摘而为抄，马莳有《发微》，鹤皋有《吴注》，介宾有《类经》，非不互相发明，学者以一心参观而研究之，庶可以登古人之堂，而入古人之室矣。

故史崧先生序《灵》《素》曰：夫为医者，在读书，读而不能为医者有矣，未有不读而能为医者也。

---

[1] 亹亹 wěiwěi：诗文或谈论动人，有吸引力，使人不知疲倦。

四大家说

医林之有张刘李朱，犹艺苑之有韩柳欧苏也。四家所著，在在奉为蓍龟[1]，正以其言，言皆可法，与《灵》《素》相表里，但发人之所未备，各成一家，故其书有不一者。学者须统览四家，融贯胸中，方能应变合宜，若执一家，则粘着耳。

上古无方，至张机始有方。机字仲景，东汉南阳人，举孝廉，官至长沙太守，作《伤寒论》，医方大传。《何颙别传》曰：仲景受业于同郡张伯祖，善于治疗，尤精经方，时人谓扁鹊仓公无以加焉。刘宗厚曰：吾尝用东垣之药，效仲景处方。宗厚丹溪高弟，不效丹溪，而效仲景，以仲景为医之亚圣，非丹溪可企及者，后世议仲景长于伤寒，而短于杂症，真管窥之见也夫。

刘完素，字守真，金河间人，王海藏曰：有谓守真长于治火，斯言亦未知守真所长也，守真高迈明敏，非泛常可俦[2]，其治多在推陈致新，不使少有拂郁，正造化新新不停之意，医不知此，是无术也。海藏乃东垣高弟，尚推毂如此，则其邃学可知，且其所撰《运气要旨论》《精要宣明论》，以及《素问玄机原病式》皆绝妙矣。

东垣，元大定间人，幼好学，博经史，尤乐医药，捐千金从张洁古，尽得其业，当时称为医圣。议者谓善于内伤，而虚怯非其所长，不知脾胃者，仓廪之官，五脏六腑皆禀受于脾胃，脾胃一伤，则脏腑无所受气，故孜孜以保脾胃为急。且当金元扰攘之际，人疲奔命，未免劳倦伤脾，忧思伤脾，饥饱伤脾，东垣或以是症之多者为急也，彼虚怯伤肾阴者，乃闲暇淫胜之疾，不可同日而语也。

近世医家，知理学者，莫如丹溪，溪字彦修，元末义乌人也，自幼好学，日记千言，从许文懿公，得朱子四传之学，因母病业医，倡阳有余阴不足之论。盖以人当承平，酗酒纵欲，以竭其精，精竭则火炽，若投温补，不旋踵血

---

[1] 蓍龟 shīguī：比喻德高望重的人。

[2] 俦 chóu：相比。

溢内热，骨立而毙，与灯膏竭而复加炷者何异？此阳有余阴不足之论所由著也。后学不察，概守其说，一遇虚怯，开手便以滋阴降火，卒至声哑泄泻而死，则曰丹溪之论具在，不知此不善学丹溪之罪，于丹溪何尤统论列其名而篇章不与者，亦右军书不入帖渊明诗不入选之意也。

运气说

张景岳曰：运气之理，有太过不及而胜复由此生焉。太过者，其气胜，胜而无制，则伤害甚矣。不及者，其气衰，衰而无复，则败乱极矣。此胜复循环之道，出乎天地之自然，而亦不得不然者也。故其在天则有五星运气之应，在地则有万物盛衰之应，在人则有脏腑疾病之应。

如木强胜土，则岁星明而镇星暗，土母受侮，子必复之，故金行伐木以救困土，则太白增光，岁星反晦也。凡气见于上，则灾应于下，宿属受伤，犯逆尤甚，五运互于胜复，其气皆然，至其为病。如木胜肝强，必伤脾土，肝胜不已，燥必复之，而肝亦病矣。燥胜不已，火必复之，而肺亦病矣。此五脏互为盛衰，其气亦皆然也。

夫天运之有太过不及者，即人身之有虚实也。惟其有虚，而后强者胜之。有胜，而后承者复之。无衰则无胜矣，无胜则无复矣。无胜无复，其中和平，焉得有病？恃强肆暴，元气泄尽，焉得无虚？故曰：有胜则复，无胜则否，胜微则复微，胜甚则复甚，可见胜复之微甚，由变化之盛衰，本无其常也。如六元正纪论所载：天时地化人事等义，至详至备，盖以明其理之常者如此也，即如《周易》之六十四卦，三百八十四爻，乃开明易道之微妙，而教人因易以求理，因象以知变。故孔子曰：书不尽言，言不尽意，此其大意。正与本经相同，夫天道玄微，本不易测，及其至也，虽圣人亦有所不知焉。故凡读易者，当知易道有此变，不当曰变止于此也。读运气者，当知天道有是理，不当曰理必如是也。然变化虽难必，而易尽其机矣。天道虽难测，而运气尽其妙矣。

自余有知以来，尝以五六之义推测，则彼此盈虚，十应七八，即有少不相符者，正属井蛙之见，而见有未至耳，岂天道果不足凭耶？今有昧者，初不知常变之道，盛衰之理，孰者为日，孰者为月，孰者为相胜反胜，主客承制之位，故每凿执经文，以害经意，徒欲以有限之年辰，概无穷之天道，隐微幽显，诚非易见，管测求全，陋亦甚矣。

此外复有不明气化，如马宗素之流者，假仲景之名，而为《伤寒钤法》，用气运之更迁，拟主病之方治，拘滞不通，诚为谬矣。然又有一等偏执已见，不信运气者，每谓运气之学，何益于医？且云：疾病相加，岂可依运气以施治乎？非切要也。余喻之曰：若所云者，似真运气之不必求，而运气之道，岂易言哉？观岁气之流行，即安危之关系，或疫气遍行，而一方皆病风瘟；或清寒伤脏，而一时皆犯泻痢；或痘疹盛行，而多凶多吉，期各不同；或疔毒遍生，而是阴是阳，每从其类；或气急咳嗽，一乡并兴；或筋骨疼痛，人皆道苦；或时下多有中风；或前此盛行痰火。诸如此者，以众人而患同病，谓非运气之使然欤？

观东垣于元时太和二年，制普济消毒饮以救时行疫疠，所活甚众，非此而何？第[1]运气之显而明者，时或盛行，犹为易见，至其精微，则人多阴受，而识者为谁？夫人殊禀赋，令易寒暄，利害不侔，气交使然，故凡以太阳之人，而遇流衍之气，以太阴之人，而逢赫曦之纪，强者有制，弱者遇扶，气得其平，何病之有？或以强阳遇火，则炎烈生矣，阴寒遇水，则冰霜及矣，天有天符，岁有岁会，人得无人和乎？能先觉预防者，上智也；能因机辨理者，明医也；既不能知，而且云乌有者，下愚也。然则运气之要与不要，固不必辨，独慨夫知运气者之难其人耳，由此言之，则凿执者本非上智，而不喻者又岂良材，二者病则一般，彼达人之见，自有不然。又善察运气者，必当顺天以审处，因变以求气。如杜预之言历日[2]，治历者，当顺天以求合，非为合以验天，知乎此，则可以言历矣。而运气之道亦然，既得其义，则胜复盛衰，理可窥也，随其机而应其用，其有不合乎道者，未之有也。戴人曰：病如不是当年气，看与何年运气同，便向某年求活法，方知都是至真中。此言虽未尽善，亦庶几乎得运气之意矣。

---

[1] 第：文言连词，但是。

[2] 历日：民用日，从子夜到子夜的时间。

子俊曰：天地之气化靡常，吾人之精神有限，以有限之精神，而欲穷靡常之气化，岂不难哉？昔邵子闻杜鹃声，而知南人为相，是机初动而先觉者，上智也。东垣制消毒饮，而救疫疠盛行，是病已发而后药者，明医也。上智无论已，明如东垣，尚见病制方，不敢立方待病，吾辈明不及东垣，宁因病以通运气，无执运气以求病，偏于拘信，若《伤寒钤法》者，未免失之太过，直斥其非。如仲淳[1]《经疏》者，则又失之不及，是论允为定衡，故选入。

辨治大法

李士材曰：病不辨，则无以治；治不辨，则无以痊。辨之之法，阴阳寒热，脏腑气血，表里标本，先后虚实缓急，七者而已。

阴阳者，病在于阴，毋犯其阳；病在于阳，毋犯其阴。谓阴血为病，不犯阳气之药，阳旺则阴转亏也；阳气为病，不犯阴血之药，阴盛则阳转败也。

寒热者，热病当察其源，实则泻以苦寒咸寒，虚则治以甘寒酸寒。大虚则用甘温，盖甘温能除大热也。寒病当察其源，外寒则辛热辛温以散之，中寒则甘温以益之，大寒则辛热以佐之也。

脏腑者，经曰：五脏者，藏精而不泻者也。故有补无泻者其常也，受邪则泻其邪，非泻脏也。六腑者，传导化物糟粕者也，邪客者可攻，中病即已，毋过伤也。

气血者，气实则宜降宜清，气虚宜温宜补。血虚则热，补心肝脾肾，兼以清凉。血实则瘀，轻者消之，重者行之。更有因气病而及血者，先治其气，因血病而及气者，先治其血。

表里者，病在于表，毋攻其里，恐表邪乘虚陷入于里也；病在于里，毋虚其表，恐汗多亡阳也。

标本先后者，受病为本，见症为标，五虚为本，五邪为标。如腹胀因于湿者，其来必速，当利水除湿，则胀自止，是标急于本，先治其标。若因脾虚渐

---

[1] 注：缪希雍，字仲淳，著《神农本草经疏》。

成胀满，夜剧昼静，当补脾阴；夜静昼剧，当补胃阳，是本急于标，先治其本。

虚实者，虚症如家贫，室内空虚，铢铢累积，非旦夕间事，故无速法；实症如寇盗在家，开门急逐，贼去即安，故无缓法。

以上诸法，举一为例，余可类推，皆道其常也。或症有变端，法无一致，是在圆机者神而明之。书家有言曰，学书先定规矩，然后纵横跌宕，惟变所适，此亦医家之规矩也。若不能纵横跌宕，是守株待兔耳，司命云乎哉。

子俊曰：此篇虽为初学立程，实良工所不能外也，信足为医家规矩。

汗吐下该尽治法

子俊曰：戴人立汗吐下三法，该尽攻实之义，可谓阐《内经》之微言，启后学之聋瞆，而每遭口疵者，吾不知其何故也？请以三法言之。戴人曰：人身不过表里，气血不过虚实。良工先治其实，后治其虚；粗工或治实，或治虚；谬工则实实虚虚。惟庸工能治其虚，不敢治其实，举世不省其误，此余所以著三法也。

夫病非人身素有之物，或自外入，或自内生，皆邪气也。邪气中人，去之可也，揽而留之可乎？留之轻则久而自尽，甚则久而不已，更甚则暴死矣。若不去邪，而先以补剂，是盗未出门，而先修室宇，真气未胜，而邪已横决矣。惟脉脱下虚，无邪无积之人，始可议补耳。他病惟先用三法攻去邪气，而元气自复也。《素问》一书，言辛甘发散淡渗泄为阳，酸苦咸涌泄为阴。发散归于汗，涌归于吐，泄归于下。渗涌为解表，同于汗；泄为利小便，同于下，殊不言补。所谓补者，辛补肝，咸补心，甘补脾，酸补肺，苦补肾，更相君臣佐使，皆以发腠理，致津液，通气血而已。非今人所用温燥邪僻之补也，盖草木皆以治病，病去则五谷果菜肉皆补也。

又当辨其五脏所宜，毋使偏倾可也。若以药为补，虽甘草、人参，久服必有偏胜增气而夭之虑也，况大毒有毒乎？是故三法犹刑罚也，粱肉犹德教也。治乱用刑，治治用德，理也。余用三法，当兼众法，有按有跷，有揃[1]

---

[1] 揃 jiǎn：用静修的方法养生治病。

有导[1]，有增减，有续止。医者不得余法，而反诬之，哀哉！如引痰、漉涎、取嚏、迫泪，凡行上者，皆吐法也；熏蒸、渫洗、熨烙、针刺、砭射、导引、按摩，凡解表者，皆汗法也；催生、下乳、磨积、逐水、破经、泄气，凡下行者，皆下法也。

天之六气，风寒暑湿燥火，发病多在于上。地之六气，雾露雨雪水泥，发病多在乎下。人之六味，酸苦甘辛咸淡，发病多在乎中。发病者三，出病者亦三。风寒之邪，结搏于皮肤之间，留滞于经络之内，留而不去，或发痛注麻痹肿痒拘挛，皆可汗而出之。痰饮宿食，在胸膈为诸病，皆可涌而出之。寒湿痼冷火热，客下焦为诸病，皆可泄而出之。吐中有散，下中有补。

观此，则其胆识非出寻常万万，安能首砭时流，痛快入髓，次明三法，剀切当心，匪独疗病，亦以疗医，何世人不究其理妄加讥贬。即明如丹溪《格致余论》亦议其非，引《内经》"邪之所凑，其气必虚"，乃遗下文"留而不去，其病为实"一句；引"精气夺则虚"，又遗"邪气盛则实"一句；引"虚者正气虚也"，又遗"实者邪气实也"一句。举凡戴人所着意者，彼皆略而不言，而其所未及者，则又采而彰过。正所谓欲加人罪，何患无辞，丹溪如此，余复何怪，余慨其冤，故特述之。

病有真假辨

张会卿曰：经云：治有逆从者，以病有微甚，病有微甚者，以证有真假也。寒热有真假，虚实亦有真假，真者正治，知之无难；假者反治，乃为难耳。如寒热之真假者，真寒则脉沉而细，或弱而迟，为厥逆，为呕吐，为腹痛，为飧泄下利，为小便清频。即有发热，必欲得衣，此外热在外，而沉寒在内也。真热则脉数有力，滑大而实，为烦躁喘满，为声音壮厉，或大便秘结，或小水赤涩，或发热掀衣，或胀疼热渴，此皆真病。真寒者，宜温其寒；真热者，宜解其热，是当正治者也。

至若假寒者，阳症似阴，火极似水也。外虽寒而内则热，脉数而有力，

---

[1] 导：用运动的方法锻炼身体。

或沉而鼓击，或身寒恶衣，或便热秘结，或烦渴引饮，或肠垢臭秽，此皆恶寒非寒，明是热症。所谓热极，反兼寒化，亦曰阳盛隔阴也。

假热者，阴症似阳，水极似火也。外虽热而内则寒，脉微而弱，或数而虚，或浮大无根，或弦芤断续，身虽炽热而神则静，语虽谵妄而声则微，或虚狂起倒而禁之即止，或蚊迹假癍而浅红细碎，或喜冷水而饮不多，或舌胎面赤而衣被不彻，或小水多利，或大便不结，此则恶热非热，明是寒症。所谓寒症反兼热化，亦曰阴盛隔阳也，此皆假病。

假寒者，清其内热，内清则浮阴退舍矣。假热者，温其真阳，中温则虚火归原矣。是当从治者也，又如虚实之治，实则泻之，虚则补之，此不易之法也。然至虚有盛候，则有假实矣；大实有羸状，则有假虚矣。

总之，虚者，正气虚也，为色惨形疲，为神衰气怯，或自汗不收，或二便失禁，或梦遗精滑，或呕吐膈塞，或病攻下，或气短似喘，或劳伤过度，或暴困失志，虽外症似实，而脉弱无神者，此虚症之当补也。实者，邪气实也，或外闭于经络，或内结于脏腑，或气壅而不行，或血留而凝滞，必脉病俱盛者，乃实症之当攻也。

然而虚实之间，最多疑似，有不可不辨其真耳。如经云：邪气盛则实，精气夺则虚。此虚实之大法也。设有人焉，正已夺而邪方盛者，将顾其正而补之乎，抑先其邪而攻之乎，见有不的，则死生系之，此其所以宜慎也。

夫正者本也，邪者标也。若正气既虚，则邪气虽盛，亦不可攻，盖恐邪未去而正先脱，呼吸变生，则措手无及。故治虚邪者，当先顾正气，正存则不致于害，且补中自有攻意，世未有正气复而邪不退者，此治虚之道也。

若正气无损者，邪气虽微，自不宜补，盖补之则正无与而邪反盛，适足以借寇兵而资盗粮。故治实症者，当直去其邪，邪去则身安，但法贵精专，使至速效，此治实之道也。要之能胜攻者，便是实症；不能胜攻者，便是虚症。惟是假虚之症不多见，而假实之症最多也。假寒之症不难治，而假热之治多误也。世有不明真假本末，而云知医，我则未敢许也。

夏子俊曰：天下有一真，必有一假，有一假，必有一真，事物皆然，而况于病乎？医者若用婆心审究，则真假灿然矣。此外又有因病似虚，因虚致病者，不可不详著于后。

所谓因病似虚者，其人本无他恙，或感六淫之邪，或伤饮食之积，或为情志拂郁，或为气血疼留，以致精神晦昧，头目昏花，懒于言语，倦于动作，口中无味，面色萎黄，气短脉沉，厥冷泻泄。种种见症，羸状虽彰，而邪郁内固，病者每多不谨于恒，无不以虚自处，而畏攻畏凉。傍人但执外见之形，无不指其为虚，而劝食劝补，医者复多不明标本，专听陈说病原，辄投峻补。即有明者，知其为因病似虚，而又持守两端，恐招疑讪，迁延时日，坐失机宜，邪得补而愈盛，积得补而愈深。拂郁者解散靡从，疼留者滋蔓益甚，又安知此病之所为，非虚之所致也。

苟非先去其病，何能即疗其虚？譬之干城失守，而寇盗得以乘之，乃不事驱攘，惟汲汲于增堵置陴，终当劫资燔舍，斩关排闼而后已，亦何益于事哉。故因病似虚者，病为本，虚为标，治本而标自已。与其畏虚而酿成不可起之病，孰若去病而犹冀有可补之虚。倘有以养正邪自除，君子进则小人退之说为喻，是固为大虚之中，兼有微实者论也。若夫因病似虚之不可补，又如一齐众楚，虽进君子之药，转为小人之用矣。

所谓因虚致病者，其人先天之禀赋素弱，后天之调养复乖，或纵欲而精伤，或苦心而神耗，或处境有冻馁劳役，或任情有骄恣晏安。精伤者，肾旷其作强之官；神耗者，心失其君主之用。形寒饮冷伤肺，饥饱劳倦伤脾，贫贱者多有之。大怒逆气伤肝，醇酎厚味伤胃，富贵者多有之。内脏既伤，外患易作，以致阳虚恶寒，阴虚恶热，上气喘满，胁胀腹膨，前后不通，躁扰闷乱，食饮不入，脉大无根。种种形症，虚而类实，虽肌肉未脱，而神宰销亡。即起居如常，而患端萌伏，然变症百出，本乎一虚。于此症之际，而病人傍人，转生疑虑，或谓外邪未散，或谓内积未除。欲补阴，畏寒凉之伤脾；欲补阳，恐温热之助火。加之以无断之医，迁就苟合，幸试图功，殊不知此病之所为，皆虚之所致也。

苟不专治其虚，安能分治其病？譬之旱涝相仍，四民失业，盗贼因而纷起，使非眚灾[1]肆赦，发粟赈贫，而犹以征诛为事，恐诛之则不可胜诛，盗未靖，而元元益受困矣。故因虚致病者，虚为本，病为标，亦治本而标自已，与

---

[1] 眚 shěng 灾：因过失而造成灾害。

其去病而虚不可保，毋宁补虚而病可渐除。倘医者徒知应补，而又不别夫荣卫阴阳逆从反正，阳虚而补阴，则如水益深；阴虚而补阳，则如火益热，犹之以因病似虚之法，而治因虚致病之讹也。

君臣佐使逆从反正说

倪仲贤曰：君为主，臣为辅，佐为助，使为用，制方之原也。逆则攻，从则顺，反则异，正则宜，治病之法也。必热必寒，必散必收者，君之主也；不宣不明，不授不行者，臣之辅也；能受能令，能合能力者，佐之助也；或系或发，或却或开者，使之用也。破寒必热，逐热必寒，去燥必濡，除湿必泄者，逆则攻也。治惊须平，治损须温，治留须收，治坚须溃者，从则顺也。

热病用寒药，而导寒攻热者必热。阳明病发热，大便硬者，大承气汤酒制大黄热服之类也。寒病用热药，而导热去寒者必寒。少阴病下利，服附子干姜不止者，白通汤加人尿猪胆之类也。塞病用通药，而导通除塞者必塞，胸满烦惊，小便不利者，柴胡加龙骨牡蛎汤之类也。通病用塞药，而导塞止通者必通。太阳中风，下利心下痞硬者，十枣之类也。反则异也，治远以大，治近以小，治主以缓，治客以急，正则宜也。

至真要大论曰：辛甘发散为阳，酸苦涌泄为阴，咸味涌泄为阴，淡味渗泄为阳。六者或收或散，或急或缓，或燥或湿，或软或坚，所以利而行之，调其气而使其平。故味之薄者，为阴中之阳，味薄则通，酸苦咸平是也；气之厚者为阳中之阳，气厚则热，辛甘温热是也；气之薄者为阳中之阴，气薄则发泄，辛甘淡平寒凉是也；味之厚者为阴中之阴，味厚则泄，酸苦咸寒是也。

易曰：同声相应，同气相求，水流湿，火就燥，云从龙，风从虎。圣人作而万物睹，本乎天者亲上，本乎地者亲下，则各从其类也，故治病制方者，须奉此说而推之。

敕山行文，具有别致，读启微集，当自知之，即此寥寥短章，已尽八字之义，可谓要言不繁。

真阴论

张景岳曰：凡物之死生，本由阳气，顾今人之病阴虚者，十常八九，又何谓哉？不知此一阴字，正阳气之根也。盖阴不可以无阳，非气无以生形也；阳不可以无阴，非形无以载气也。故物之生也，生于阳；物之成也，成于阴，此所谓元气元阳，亦曰真精真气也。欲知所以死生者，须察乎阳；察阳者，察其衰与不衰。欲知所以存亡者，须察乎阴；察阴者，察其坏与不坏，此保生之要法也。

稽之先辈，舛误者不识真阴面目，每多矫强立言，自河间主火之说行，而丹溪以苦寒为补阴，举世宗之，莫能禁止。揆厥所由，盖以热症明显，人多易见，寒症隐微，人多不知，而且于虚火实火之间，尤为难辨。亦孰知实热为病者，十中不过二三，虚火为病者，十中常见七八。

夫实热者，凡火也，凡火之盛，元气本无所伤，故可以苦寒折之，信手任心，何难之有。然当热去即止，不可过用，过则必伤元气，况可误认为火乎。虚火者，真阴之亏也，真阴不足，又岂苦劣难堪之物所能填补。矧[1]沉寒之性，绝无生意，非惟不能补阴，抑且善败真火。若屡用之多令人精寒无子，且未有不暗损寿元者，第阴性柔缓，而因循玩用，弗之觉耳。

尝见多寿之人，无不慎节生冷，所以得全阳气。即有老人喜寒凉者，正以元阳本足，故能受寒，非寒凉之寿人也。由此观之，足征余言之不谬矣。盖自余有知以来，目睹苦寒之害人者，已不可胜纪，故不容不辨。

请详言真阴之象，真阴之脏，真阴之用，真阴之病，真阴之治，以悉其义。所谓真阴之象者，犹家宅也，犹器具也，犹妻妾也。所贵乎家宅者，所以畜财也，无家宅，则财必散矣；所贵乎器具者，所以保物也，无器具，则物必毁矣；所贵乎妻妾者，所以助夫也，无妻妾则夫必荡矣；此阴以阳为主，阳以阴为根也。

经曰：五脏者，主藏精者也。不可伤，伤则失守而阴虚，阴虚则无气，

---

[1] 矧 shěn：文言连词，况且。

无气则死矣，非以精为真阴乎？又曰：形肉已脱，九候虽调，不治。非以形为真阴乎？观形质之坏与不坏，即真阴之伤与不伤，此真阴之象，不可不察也。所谓真阴之脏者，凡五脏五液，各有所生，是五脏本皆属阴也。

然经曰：肾主水，受五脏六腑之精而藏之。故五液皆归乎精，而五精皆统乎肾，肾有精室，是曰命门，为天一所居，即真阴之府。精藏于此，精即阴中之水也，气化于此，气即阴中之火也。命门居两肾之中，即人身之太极，由太极以生两仪，而水火具焉，消长系焉，故为受生之初，为性命之本，欲治真阴，而舍命门非其治也。此真阴之脏不可不察也。

所谓真阴之用者，凡水火之功，缺一不可。命门之水，谓之元精，命门之火，谓之元气，五液充则形体赖以强壮，五气治则营卫赖以调和，此命门之水火，即十二脏之化源。故心赖之，则君主以明；肺赖之，则治节以行；脾胃赖之，济仓廪之富；肝胆赖之，资谋虑之本；膀胱赖之，则三焦之气化；大小肠赖之，则传导自分。此虽云肾脏之伎巧，而实皆真阴之用，不可不察也。

所谓真阴之病者，凡阴气本无有余，阴病惟皆不足，即如阴胜于下者，原非阴盛，以命门之火衰也。阳胜于表者，原非阳盛，以命门之水衰也。水亏其原，则阴虚之病叠出；火衰其本，则阳虚之症迭生。

如戴阳者，面赤如珠，格阳者，外热如火，或口渴咽焦，每引水以自救，或躁扰狂越，时欲卧于泥中，或五心烦热，而消瘅骨蒸，或二便秘结，而溺浆如汁，或为吐血溺血，或为痰嗽遗精，或班黄无汗者，由津液之枯涸，或中风瘈疭者，以精血之败伤。凡此之类，有属无根之焰，有因火不归原，是皆阴不足以配阳，病在阴中之水也。

又如火亏于下，则阳衰于上，或为神气之昏沉，或为动履之困倦，其有头目晕眩，而七窍偏废者，有咽喉哽咽，而呕恶气短者，皆上焦之阳虚也。有饮食不化而吞酸反胃者，有痞满隔塞，而水泛为痰者，皆中焦之阳虚也。有清浊不分，而肠鸣滑泄者，有阳痿精寒，而脐腹多痛者，皆下焦之阳虚也。又或畏寒洒洒者，以火脏之阳虚，不能御寒也，或肌肉臌胀者，以土脏之阳虚，不能制水也。或拘挛痛痹者，以木脏之阳虚，不能营筋也，或寒嗽虚喘，身凉自汗者，以金脏之阳虚，不能保肺也，或精遗血泄，二便失禁，腰脊如拆,骨痛之极者,以水脏之阳虚,精髓内竭也。

凡此之类,或以阴强之反克,或由元气之被伤,皆阳不足以胜阴,病在阴中之火也。王太仆曰:寒之不寒,责其无水,热之不热,责其无火,无水无火,皆在命门,总曰阴虚之病,不可不察也。所谓真阴之治者,凡乱有所由起,病有所由生,故治病必当求本。盖五脏之本,本在命门,神气之本,本在元精,此即真阴之谓也。王太仆曰:壮水之主,以制阳光;益火之原,以消阴翳。许学士曰:补脾不如补肾。皆谓此也,夫病变非一,何独重阴,有弗达者,必哂为谬,姑再陈之,以见其略。

如寒邪中人,本为表症,而汗液之化,必由乎阴也。中风为病,身多偏枯,而筋脉之败,必由于阴也。虚劳生火,非壮水何以救其燎原,泻痢亡阴,非补肾何以固其门户。鼓胀由乎水邪,主水者须求水脏,关格本乎阴虚,欲强阴舍阴不可。此数者,乃疾病最大之纲领,明者觉之,可因斯而三反矣。

求正录,发明真阴之义,几及四千言,不为无补,第指河间丹溪为斯道大魔,未免过激矣。此二家者,立法非不善,在后世不善学者,有粘着之误耳,于刘朱何尤焉?余故存此论,以彰景岳之识,削其文以暴二氏之冤。

血营气卫论

周汝鸣曰:气取诸阳,血取诸阴,人生之初,具此阴阳,则亦具此血气。血气者,其人身之根本乎。血何以为营?营行脉中,滋荣之义也。气何以为卫?卫行脉外,护卫之义也。然则营与卫,岂独无所自来哉?曰:人受谷于胃,胃为水谷之海,灌溉经络,长养百骸,而五脏六腑,皆取其气,故清者为营,浊者为卫,营卫二气,周流不息,一日一夜,脉行五十度,平旦以来,复会于气口,所谓阴阳相贯,如环无端,则是二气者,常相随而不相离也。

夫惟血营气卫,常相流通,则人何病之有?一窒碍焉,百病由此而生矣,故气之所羔,发而为喜怒悲恐惊忧,聚而为积痞癥瘕痃癖。上为头旋,中为五膈,下为脐间动气,或喘促,或咳噎,聚则中满,逆则足寒,凡此者,气使之然也。

血之为患,其妄行则吐衄,其衰涸则虚劳,蓄之在上其人忘,蓄之在下其人狂,逢寒则筋不营而挛急,挟热则毒内瘀而发黄,在小便者为淋痛,在大便者为肠风,其在妇人月事进退漏下崩中,病犹不一,凡此者血使之然也。

夫血譬之水也,气譬之风也,风行水上,有气血之象焉。盖气者血之帅也,气行则血行,气止则血止,气温则血活,气寒则血凝,气有一息之不运,则血有一息之不行,病出于血,调其气犹可以导之,病原于气,区区调血何以与焉?人之一身,调气为上,调血次之,是亦先阳后阴之义也。

夫血有败瘀滞泥乎诸经,则气之道路,未免有所壅遏,又当审所先而决去之。经所谓先去其血而后调之,又不可不通其变矣。然而调气之剂,以之调血而两得;调血之剂,以之调气而乖张,此大概之说,治者审之。

子俊曰:凡病不出乎营卫,营卫之病,真有数不尽者。凡治不外乎营卫,营卫之治,真有言不尽者。兹篇风水之喻,气血之说,俱有至理,独是营卫之所自来,尚未讲明。

夫人身之气有三,一曰宗气,一曰营气,一曰卫气,营卫二气,皆宗气之所自来也。宗气者,为言气之宗主,又曰大气,自饮食入胃,其精微之气,积于胸中,犹太极未判,浑然一气者是也。胸中,即膻中,膻中之分,父母之气之海也,三焦为气父,故曰宗气出于上焦也。

及其分也,营得之而营于中营非即血,营气化而为血,中非中焦,经隧脉络之中,营气乃阴精之气,犹太极之分而为阴也。此气行于昼二十五度,行于夜二十五度。始于手太阴,五十度而复会于手太阴。所谓太阴主内者也,卫得之而卫于外,卫气乃阳精之气,犹太极之分而为阳也。此气昼行阳二十五度,夜行阴二十五度,始于足太阳,五十度而复会于足太阳,所谓太阳主外者也。

由此观之,营内卫外,无非宗气,分虽殊而理则一也。苟无宗气,则营卫已绝,曷能行阳行阴,而纲维夫一身者哉,此宗气之尤不可不讲明也。

四时脉说

或曰:脉有七表八里九道,而无弦钩毛石,世谓春弦夏钩秋毛冬石,其义安在。孙东宿曰:此阴阳升降之理也,三才原一太极。

春弦者，肝之脉也，与胆为表里，夫阳气自地而升，此时其气尚微，在半表半里之间，故其气来软弱轻虚而滑，端直以长，故曰弦。夏脉钩者，是阳极而阴生也，夫钩本大而末小，夏至一阴生，夏月六阳之气尽升，其脉来大而去小，故曰钩。秋脉毛者，此毛字读作毫字，孟子明足以察秋毫之末，正是此义。明阴气自天而降，轻细以浮，故曰毛。冬脉石者，冬令万物潜藏之时，是阴极而阳生也，肾主其令，肾属水，主闭藏，沉而有力，如石之在水中，故曰石。夫升降浮沉之理，变化无穷，岂凿凿之七表八里九道能悉耶。且脾胃和平之脉，不大不小，不短不长，难以名状，惟以意消息之，彼二十四歌者，正以管窥天也欤。

子俊曰：东宿孙氏，钩灵素之隐，察受病之因，辨症名之异同，明经脉之顺逆，畅往哲已发所未尽，扩前贤缺漏所未言。如三焦之评，水火之辨，肾肝非相火之论，诚非晚近医家所可同日语也，且究其语意，似有知乾坤变易王道通三者乎。意者托炎轩之医旨，阐圣道之微言，观赤水立珠四字，已知其概矣。

虽随症治病，用药凡例数条，引头痛须用川芎，腹痛须用芍药解利，伤风以防风为君，甘草、白术为佐，未免印定后人眼目，恐致执方以为捷径。然而守方不执之篇，言之详尽通变推宜之言，散见各卷，实有益于斯道者，学者所当亟闻者也，其书已行宇内，余亦不能悉记，姑列此以例其余。

六脉纲领

张会卿曰：灵枢以缓急大小滑涩六脉，而定病变，谓可总诸脉之纲领也。然素问则曰：大小滑涩浮沉。及难经则曰：浮沉长短滑涩。而仲景则曰：脉有弦紧浮沉滑涩。此六者名为残贼，能为诸脉作病也。滑伯仁曰：大抵提纲之要，不出浮沉迟数滑涩之六脉而已。所谓不出乎六者，以其足统夫表里阴阳、虚实冷热、风寒湿燥、脏腑血气之病也。浮为阳为表症，为风为虚；沉为阴为里症，为湿为实；迟为在脏，为寒为冷；数为在腑，为热为燥；滑为血有余；涩为气独滞。此诸说者，词虽稍异，义实相通。

若以愚见言之，盖总不出乎表里虚实寒热六者之辨而已。如其浮为在表，则散大而芤可类也；沉为在里，则细小而伏可类也；迟者为寒，则徐缓涩结之属可类也；数者为热，则洪滑疾促之属可类也；虚者为不足，则短濡微弱之属可类也；实者为有余，则弦紧动革之属可类也，此其大概，皆人所易知者。

然即此六者之中，而复有大相悬绝之要，则人多不能识也。夫浮为表矣，而凡阴虚者，脉必浮而无力，是浮不可以概言表，可升散乎？沉为里矣，而凡表邪初感之甚者，阴寒拂郁皮毛，阳气不能外达，则脉必先见沉紧，是沉不可以概言里，可攻内乎？迟为寒矣，而伤寒初退，余热未清，脉多迟滑，而迟不可以概言寒，可温中乎？数为热矣，而凡虚损之候，阴阳俱亏，血气败乱者，脉必急数，愈数者愈虚，愈虚者愈数，是数不可以概言热，可寒凉乎？微细类虚矣，而痛极壅闭者，脉多伏匿，是伏不可以概言虚，可骤补乎？洪弦类实矣，而真阴大亏者，必关格倍常，是洪弦不可以概言实，可削伐乎？

夫如是者，是于纲领之中，而复有大纲领者存焉。设不以四诊相参，而欲孟浪任意，则未有不覆人于反掌间者，此脉道之所以难言，而毫厘不可不辨也。

子俊曰：脉者，人身之元气也，气平则脉平，气病则脉病，气绝则脉绝。仲景曰：呼吸者脉之头也，是以有呼吸，则有脉，无呼吸，则气绝脉息，而化为物矣。诊者要在默会于气脉之神，而非脉象脉名所得而该也，亦非某脏某腑所得而限也，其中阴阳浮沉消长升降运行之妙，有不可以言传者。

故岐伯曰：根于中者，命曰神机，神去则机息。东垣曰：脉贵有神。吴草庐曰：医者于寸关尺辄名之曰此心脉，此肺脉，此脾脉，此肝脉，此肾脉者，非也。五脏六腑，凡十二经，两手寸关尺者，手太阴肺经之一脉也，分其部位以候他脏之气耳。李时珍曰：两手六部皆肺之经脉也，特取此以候五脏六腑之气，非五脏六腑所居之处也。

盖五脏六腑之脉，俱朝于肺，肺受百脉之朝，两手寸关尺，乃肺之动脉，又脏腑之气不能自至肺，必因胃气乃至之肺，五味入口藏于胃，变现于气口，而为脉之大会。秦越人所以为第一难，独取寸口，以决五脏六腑死生吉凶之法，医能穷理致知，自然心领乎气脉之神，岂拘拘于名象脏腑而已哉？

或曰：信如是说，则脉诀所载逐脉按病之法，可以不必有乎？余曰：逐脉按病者，医家之规矩也，必由规矩而后可以精悟玄微，舍规矩而他求，犹登泰岱而不从其径，教人从何处着脚？脉诀自王氏以下，代有发明，如《樱宁枢要》《濒湖脉学》《鹤皋脉语》等皆可取法，而醍醐之酿斯有焉，准此以折衷，当无一误，互录之以广同志。

悬权而动

子俊曰：大凡业医者，看书要细，眼目要广，识见要真。看书不细，仅知大概，而不能条分而缕晰也。眼目不广，徒晓目前，而不能触类而旁通也。至于识见，全在一心，盖心之所见不真，不特为病所惑而先为书所惑。孟子曰：吾于武城，取二三策而已矣。著书者欲表自己之长，必抑他人之短；欲求一方之行，必立至美之名；欲博一药之妙，必称神灵之功。其间有正言者，有反言者，有寓言者，有讽言者，倘心无定识，岂非无益于书，而反为书所误哉？故却书不可，执书亦不可，却书治病，未免野战之讥，执书治病，难辞徒读之诮。惟精透古今医理，洞悉阴阳升降，未见病时，中无定物，既见病后，确有真理，悬权而动，则庶几矣。

不治已病治未病

历代医书盛行者，凡三百七十九家，五百九十六部，一万三千一百余卷，反覆详明，其要主于却病，然内经有一言而可尽废诸书者，则"不治已病治未病"是也。夫治未病，则不外避风寒以保其皮肤，节劳逸以养其筋骨，戒色欲以积其精，正思虑以存其神，薄滋味以和其血，慎言语以调其气，如是而形与神俱尽，终其天年，度百岁乃去。

今人香醪美酒陈于前，虽病所忌也而弗顾，情况意兴动于中，虽病且兴也而难遏，贪名竞利之心急，虽劳伤过度而勿觉。何况心神百结，断耗多端，眩耀以惑一生，能无病乎？惟其病也，不得不仍从一万三千一百余卷之中，寻绎夫治已病之理焉。

方从哲曰：昔人治病，以不服药保养为上策。盖寡欲清心，元气自固，视药饵之功，宁视百倍，倘用药不当，致有别伤，其害反不可言矣。余思从哲为明光宗大臣，光宗不豫，而方从哲遂揭此言。设当时能是此论，不致有雀文昇用药之误，李可灼进丸之咎。

八情考

张景岳曰：世有所谓七情者，即内经之五志也，五志之外尚余者三。总之曰：喜怒思忧悲恐惊畏，其目有八，不止七也。然情虽有八，无外出于五脏。如阴阳应象大论曰：心在志为喜，肝在志为怒，脾在志为思，肺在志为忧，肾在志为恐，此五志之分属也。

至若五志有互通为病者，如喜本属心，而有曰肺，喜乐无极则伤魄，是心肺皆主于喜也。盖喜生于阳，而心肺皆为阳脏，故喜出于心，而移于肺，所谓多阳者多喜也。

又若怒本属肝，而有曰胆为怒者，以肝胆相为表里，肝气虽强，取决于胆也。有曰血并于上，气并于下，心烦惋善怒者，以阳为阴胜，故病及于心也。有曰肾盛怒而不止则伤志，有曰邪气客于足少阴之络，令人无故喜怒者，以怒发于阴，而侵乎肾，是肝胆心肾四脏，皆能病怒，所谓多阴者多怒，亦曰阴出于阳则怒也。

又若思本属脾，而有曰思则心有所存，神有所归，正气留而不行，故气结矣。盖心为脾之母，母气不行，则病及其子，所以心脾皆病于思也。

又若忧本属肺，而有曰心之变动为忧者，有曰心小则易伤以忧者，盖忧则神伤，故伤心也。有曰精气并于肝则忧者，肝胜而侮肺也。有曰脾忧愁而不解则伤意者，脾主中气，中气受邪，则生意不伸，故郁而为忧，是心肺肝脾四脏，皆能病于忧也。

又若恐本属肾，而有曰恐惧则伤心者，神伤则恐也。有曰血不足则恐，有曰肝虚则恐者，以肝为将军之官，肝气不足，则怯而恐也。有曰恐则脾气乘矣，以肾虚胜之也。有曰胃为气逆，为哕为恐者，以阳明土胜，亦伤肾也。是心肾肝脾胃五脏，皆主于恐，而恐则气下也，五志互病之辨，既详如上。

此外尚有病悲者，如曰肝悲哀动中则伤魂，是悲伤于肝也。有曰精气并于肺则悲，有曰悲则肺气乘矣，亦金气伤肝也。有曰心虚则悲，有曰神不足则悲，有曰悲哀太甚，则胞络绝，皆悲伤于心也，此肝肺心三脏皆病于悲，而气为之消也。

有病为惊者，曰东方青色，入通于肝，其病发惊骇，以肝应风木，风主震动，而连乎胆也。有曰阳明甚则厥，闻木音则惕然而惊者，肝邪乘胃也。有曰惊则心无所倚，神无所归者，心神散失也，此肝胆胃心四脏，皆病于惊，而气为之乱也。

有病为畏者，曰精气并于脾则畏，盖并于脾则伤于肾，畏由恐而生也。由此观之，是情志之伤，虽五脏各有所属，然求其所由，则无不从心而发。故本神篇曰：心怵惕思虑则伤神，神伤则恐惧自失。病形篇曰：忧愁恐惧则伤心。口问篇曰：悲哀忧愁则心动，心动则五脏六腑皆摇。可见心为脏腑之大主，而总统魂魄，兼该志意，故忧动于心则肾应，所以五志惟心所使。设能善养此志而居处安静，无为惮惮，无为欣欣，婉然从物而不争，与时变化而无差，则志意和，精神定，悔怒不起，魂魄不散，五脏俱安，邪亦安从奈我矣。

景岳之类注两经，皆不啻韦编三绝，是以左右逢原，旁通典引，七情而八，尤为创闻。恐之所以异于畏者，畏则外有所惮而兼欲意，恐则内有所怯而兼愁意，此微有不同也。

寝食篇

寝食在医药之先，即圣人治未乱之说也。夫人身非安谷不能生精与气，非安枕不能养血与神。是以百病随危，必首询浆粥能进否，验其胃气之败与不败。寤寐如常否，察其神思之宁与不宁。不食少寤病也，多食嗜寤亦病也。

卫生却病者，能不谛审于寝食间哉？不能食之症，有伤食而痞满呕恶恶食者，有气滞而痛楚妨食者，有痰聚而不能容食者，有火逆而食入反出者，有忧恐过度而郁结不思食者，有孕妇胎盛而恶阻者，有脾胃热而胃脘寒，虽饥不嗜食者详见灵枢大惑论，以上多属实。有脾胃自虚而不能健运者，有火不生土而无由腐熟者，有大病后中气虚而恶闻食气者，有胃脘干槁而勺粒不入者以上属虚。

大抵由多食而顿不能食者为实，由少食而渐不能食者为虚。多食之症，有火伏阴分，胃热善消谷，或大肠移热于胃，胃移热于胆，善食而瘦，谓之食㑊[1]，亦名消中者。有伤寒入脏，脏冷下利，当不食而反能食，名曰除中者。有中风风木自盛克脾，脾土受克求助而多食者。有一脏之虚，必偏嗜一味，如怀娠之肝虚喜酸者。有虫积为患，好食茶叶、生米、泥炭之类者。有病后胃虚之极而饱食易饥者。大抵多食易化，责在阳明之火；善食难化，责在太阴之虚。

不得寐之症，若劳神殚虑，耗其阴血，惺惺不寐，病在心也；若神气衰弱，疑神疑鬼，怔忡惬怯，独处无睡，病在肝胆也。若水气上逆，喘嗽有音，不能仰卧，病在肺也。若因有惊恐，神出舍空，痰乘虚入，则谵妄不寐，病在心胞络也。若气血不足，病后虚烦，则略睡易醒，病在脾也。若伤寒阳明腑病，内有燥屎，则热盛而卧不安，病在胃也。若年高之人，气虚血减，肌肉渐涩，昼不精而夜不暝，病在荣卫也。故心脾肝营卫之不卧，多属不足。肺胃胞络之不卧，多属有余也。

嗜卧之症，若胆气盛实，或浊火乱其神明，而多睡少醒，由于热也；若脉缓怠惰，四肢不收，体重泄泻而嗜卧，由于湿也。若头重身热自汗，而昏愦不醒，属于风也。若劳役之余及脱血下利之后，精神未复，而醺然沉困，属于虚也。若有人天禀有余，肠胃大而皮肤湿，大则卫气留于阴分者久，湿则卫气行于阳分者迟，既久且迟，卫气不达而多瞑卧，属于阳不胜阴也见大惑篇。若饮食才入，辄生困倦，精神昏冒，欠呵欲睡者，由于脾倦，或兼湿热也。若伤寒邪入少阴，则脉微细，但欲寐也。故神闲而甘寝者，人之常；神惫而嗜卧者，人之病。

如上诸条，寝食不调之候，可谓略具，别症既明，则治法从可推广。然

---

[1] 㑊 yì：出自《黄帝内经》，解释最早见于《康熙字典》，中医专业术语。食㑊，中医病名，指善食而瘦。

此皆为已病设也，若未病预调之说，养生家述之甚夥，吾有取于侗初张氏之言曰：凡饮食之节，减满受虚；睡卧之法，先睡心，后睡眼，睡心是止法，睡眼是观法。能斯二者，始可与言养生。然世复有寝食无恙之流，顾乃不食而纵酒，不寝而渔色，是又疾不干人，我求致疾。是以庄生云：人之可畏者，在衽席饮食之际，信矣夫。

种子说

程鸣论曰：褚氏言男女交合，阴血先至，阳精后冲，血开裹精则成男；阳精先入，阴血后参，精开裹血则成女，信斯言也。人有精先泄而生男，精后泄而生女者，独何欤？东垣曰：经水才断一二日，血海始净，感者成男，四五日血脉已旺，感者成女，至于六七日后，则虽交感，亦不成胎，信斯言也。人有经始断交合生女，经久断交合生男者，亦有四五日以前交合无孕，八九日以后交合有孕者，又何欤？

俞子木撰广嗣要略，著方立图，谓实阳能入虚阴，实阴不能受阳，即东垣之故见也。又谓阳微不能射阴，阴弱不能摄阳，信斯言也。世有尪羸之夫，怯弱之妇，屡屡受胎，虽欲止而不能止者。亦有血气方刚，精力过人，顾乃艰于育嗣，而莫之救者，又何欤？

丹溪论治，专以妇人经水为主，然富贵之家，侍妾必多，其中宁无月水当期者乎？有已经前夫频频生育，而娶此以图其易者，顾亦不能得胎，更遣与他人，转眄生男矣，岂不能受孕于此，而能受孕于彼乎？

愚以为父母之生子，如天地之生物，地不过承顺乎天，则知母之生子，亦不过顺承乎父而已，知母之顺承乎父，则种子者果以妇人为主乎？以男子为主乎？然所谓主于男子者，不拘老少，不拘强弱，不拘康宁病患，不拘精之易泄难泄，只以交感之时，百脉齐到为善耳。交感而百脉齐到，虽老虽弱虽病患虽易泄亦可以成胎；交感而百脉参差，虽少虽强虽康宁虽难泄亦难以成胎矣。

妇人所构之血，固由于百脉合聚，较之男子之精，不能无轻重之分也。孔子赞乾元资始曰大，坤元资生曰至，得无意乎。若男女之辨，又不以精血先后为拘，不以经尽几日为拘，不以夜半前后交感为拘，不以父强母弱、母强父弱为拘，只以精血各以百脉之齐到者别胜负耳。是故精之百脉齐到，有以胜乎血，则成男矣；血之百脉齐到，有以胜乎精，则成女矣。

至于既孕而小产者，有产而不育，有育而不寿，有寿而黄耇[1]无疆者，则亦精血之坚肥，分为修短耳。世人不察其精血之坚肥，以定禀受之初终，乃以小产专责之母，以不育专付之儿，以寿夭专诿之数，不亦谬乎？

子嗣论甚多，此则近乎正者。然所谓百脉齐到一语，乃言出于耳，非真有百脉齐到法也。张会卿、李念莪亦名有种子说，意皆本此，宜参视之。

附五不男五不女考

乾为父，坤为母，常理也。而有得天地之偏者，如五种非男，不可以为父，五种非女，不可以为母。所谓五不女者，螺纹鼓角脉也。螺者，牝窍内旋，有物如螺；纹者，窍小，即实女也；鼓者，无窍如鼓；角者，有物如角，古名阴挺；脉者，一生经水不调，及崩带之类是也。所谓五不男者，天犍漏怯变也。天者，阳痿不用，古云天宦是也；犍者，阳势阉去，寺人是也；漏者，精寒不固，常自遗失也；怯者，举而不强，见敌不兴也；变者，体兼男女，俗名二形，晋书以为乱气所生，谓之人疴，其类有三，有值男即女，值女即男者，有半月阴半月阳者，有可妻不可夫者。凡此之类，皆男得阳气之亏，女得阴气之塞，具体而无用者也。

聚精论

袁了凡曰：聚精之道，一曰寡欲，二曰节劳，三曰息怒，四曰戒酒，五曰慎味。今之谈养生者，多言采阴补阳，久战不泄，此为大谬。肾为精之腑，凡男女交接，必扰其肾，肾动则精血随之而流，外虽不泄，精已离宫，不能坚忍者亦必有真精数点，随阳之痿而溢出，此其验也，如火之有烟焰，岂有复

---

[1] 耇 gǒu：年老。

反于薪者哉？是故贵寡欲，精成于血，不独房劳之交，损吾之精。凡日用损血之事，皆当深戒，如目劳于视，则血以视耗，耳劳于听，则血以听耗，心劳于思，则血以思耗，吾随事而节之，则血得其养，而与日俱积矣。是故贵节劳，主闭藏者肾也，司疏泄者肝也，二脏皆有相火，而其系上属于心。心君火也，怒则伤肝而相火动，动则疏泄者用事，而闭藏者不得其职，虽不交合亦暗流而潜耗矣，是故当息怒。

人身之血，各归其舍，则常凝。酒能动血，人饮酒则面赤，而手足俱红，是扰其血而奔驰之也。血气既衰之人，数月无房事，精始厚而可用，然使一夜大醉，精随薄矣，是故宜戒酒。内经云：精不足者补之以味。然酸郁之味，不能生精，惟恬淡之味，乃能补精耳。皆万物皆真味，调和胜而真味衰矣，不论腥素，但煮之得法，自有一段冲和恬淡之气，益人肠胃。

洪范论味，而曰稼穑作甘，世间之物，惟五谷得味之正。但能淡食谷味，最能养精，所以精字从米，是故贵慎味，又练精有诀，全在肾家下手。内肾一窍，名玄关，外肾一窍名牝户。真精未泄，乾体未破，则外肾阳气至子时而兴，人身之气与天地之气两相协合。精泄体破，而吾身阳生之候渐晚，有丑而生者，次则寅而生者，又次则卯而生者，有终不生者，始与天地不相应矣。练之之诀，须半夜子时，即披衣起坐，两手极热，以一手将外肾兜住，以一手掩脐而凝神于内肾，久久习之而精旺矣。

夏子俊曰：练精之诀，别有至理难言，故昔人借玄关、牝户等语以喻之，而非实有是事。了凡直视一身作用，不悟坎离交媾乾坤一体之义，未免有拘执文辞之病，然而寡欲、节劳、息怒、戒酒、慎味五段，确切不浮，可为聚精一助。

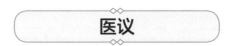

医议

莲池僧曰：古云不得为贤宰相，则为明医，甚哉医之难明也。

略举数事。一曰凉药治损谬，其说盛于丹溪，谓人之一身，阳常有余，阴常不足，而用知母、黄柏等，谓之滋阴，至今治虚劳者遵之。初服胃气尚强，久之则中寒而食减，阴未滋，阳已竭矣。或曰泻南方，补北方，经语也。

然不知经云东方实，西方虚，乃不治东，而惟泻南补北。肾为肝母，水旺则金不受熏，而能制木，故曰母能令子虚也，为金木谋则然，而非概治虚劳也。以王节斋之高明，亦因仍而不觉，岂一时之误也。

二曰炮制失宜谬，今人以童便浸参，曰肺热还伤肺也，本草参忌卤与溲。卤，盐也；溲，便溺也，何反用其忌也？又附子者，正取其勇悍之性，亦用童便煮之至五日，譬如用猛将以御敌，取其猛也，而损伤其手足，饥饿其体肤，乃使临阵可乎？夫用药者宜察其当用与否，如不当用，曷若已之。

三曰认药舛错谬，青皮则以小枳实混之，其枳壳则以香橼混之，石膏则以方解石混之。又另立软石膏、软柴胡之说，犹未也，以五倍子为文蛤，以莲花须为莲花蕊，以山萝卜为沙参，皆舛也。夫青皮入足厥阴经，故陈皮治高，青皮治低。枳实胸中药也，何由入厥阴也，余可类推矣。又枸杞子与地骨皮，根之与实，一树也，王节斋分属草木二部，皆舛也。

四曰率意处方谬，古人处方慎重不苟，如四物、四君、二陈、平胃等号，至以及三十六方，孙思邈真人传自龙宫，而杂布于诸方书中，各各皆有深意，后人合宜则用，稍为增减出入，无不应者。乃今时处方，或散漫无纪，或任便自用，或惯作平淡庸柔之剂，无大益亦无大损，将谓成则居功，败则无所归咎，不知紧要之疾，乃成误害矣。又种种杜撰，推之不一，或有作药饼置艾于上，以代灸者；有作药筒烧而熨之，以代针者；有作稀痘丹与小儿服之，免出痘疹者；有作生子丸，而曰孕妇服之，则生双胎，其谬妄一至是者。有作夺命延年红铅秋石丹，而分三进，一自鼻进，一自口进，一自便进，其怪异一至是者，皆例之不服可也，惑世诬民，不得不举，惟智者辨之。

子俊曰：惑世诬民之说，医书中指不胜屈矣，此僧直陈四谬，唤醒人间，亦慈悲之一念也。

子俊又按：丹溪阳常有余，阴常不足之论，非凿也。天地之道，阳气始出东北而南行，就其位也，西转而北入，藏其体也；阴气始出东南而北行，亦就其位也，西转而南入，屏其伏也。是故阴以北方为位，以南方为体，阳以南方为位，以北方为体。阳至其位而大暑热，阴至其位而大寒冻，阳至其体而入化于地，阴至其体而避德于下。是故夏出长于上，冬入化于下者，阳也。夏入守虚地于下，冬出守虚位于上，阴也。阳出实入实，阴出空入空，人与天地同，故丹溪云然。

脉诀位次大小肠诊两尺辨

子俊曰：脉诀位次，取法易象，易之位次，自下而上，故脉之位次，亦自下而上。左尺，北方壬癸水也，其气为太阳寒水，其令在十月、十一月，以肾与膀胱阴阳二水配之，水生木。左关，东方甲乙木也，其气为厥阴风木，其令在十二月正月也，以肝胆阴阳二木配之，木生火。左寸，南方丙丁火也，其气为少阴君火，其令在二月、三月，以心与小肠阴阳二火配之，火有君相。右尺，北方火藏于水也，其气为少阳相火，其令在四月、五月，相火无形，以命门三焦无形之火配之，火生土。右关，中央戊巳土也，其气为太阴湿土，其令在六月、七月，以脾胃阴阳二土配之，土生金。右寸，西方庚辛金也，其气为阳明燥金，其令在八月、九月，以肺与大肠阴阳二金配之。

统而言之，十二月皆有动脉，而独取太阴肺之一脉者，百脉朝肺也。肺脉通贯两手，而独取掌后者，肺脉之头也。掌后之臂，名曰尺寸者，二五之数也。尺寸之内，独取九分者，虚十不用也。左右两手，各分三部者，卦象六爻也。南北定位，东西分列，五行相生，六气环绕，天地之理，毕具于斯。

是法也，创自内经。脉要精微论曰：尺内两旁，则季胁也；尺外以候肾，尺里以候腹。中附上，左外以候肝，内以候膈；右外以候胃，内以候脾。上附上，右外以候肺，内以候胸中；左外以候心，内以候膻中。前以候前，后以候后；上竟上者，胸喉中事也；下竟下者，小腹腰股膝胫足中事也。接此自尾骶至肾是一尺，尺内两傍是季胁穴，季胁以前是腹中属阴，季胁之背是两肾属阳，故曰尺外以候肾，尺里以候腹。

中附上者，循背而上，非两手寸关尺也。秦越人变通于其间，统移于两手寸关尺，王叔和取而宗之，高阳生会而附之，无非明天地阴阳之微，以譬人身一气贯通之理。后滑伯仁又移大小肠诊于两尺，推其意，以为心肺二脉络于大小肠，同气相求，固当诊于两寸，然大小肠位居于下，本乎地者亲下，亦可移诊两尺。

盖道无方体，在人圆通。故丹溪洞达理境，二法并遵，乃后世拘牵之儒，谓大小肠必诊两尺，断不可诊之两寸。引内经脉要精微论为证，谓脉诀高阳生伪托王叔和，后之误学者，宗高阳生脉诀，何如宗王叔和脉经意？以脉经本秦越人难经，难经本黄帝内经。余考《脉经》曰：左手关前寸口阳绝者，无小肠脉也，阳实者，小肠实也。右手关前寸口阳绝者，无大肠脉也，阳实者，大肠实也，是叔和亦尝以两寸取大小肠矣。《内经》黄帝曰：愿闻六腑之应。岐伯答曰：肺合大肠，大肠者，皮其应，心合小肠，小肠者，脉其应。又曰：肺应皮，皮厚者大肠厚，皮薄者大肠薄等语。又本输篇曰：肺合大肠，大肠者，传导之腑；心合小肠，小肠者，受盛之腑，是《内经》亦尝以大小肠合心肺矣。由此观之，高阳生非误也，乃世儒之误也。世儒寻经摘句，证已之是，悖旨遗文，辟人之非，抑独何欤？抑独何欤？

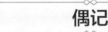

偶记

一余读易无妄[1]九五曰：无妄之疾，勿药有喜。孔子曰：无妄之药不可试也。又读《论语》康子馈药，孔子曰：丘未达，不敢尝。不禁掩卷兴叹曰：此真得医之最上之义也。夫人身之理，与天地同者，一气而已。故曰人为小天地，人之养气践形，以致中和，医之道也。夫医而至于药饵，已属第二义矣，世之人奈何专恃药饵哉？既恃药饵，而又以病试药，且望其有神仙之灵，可以起死回生，多见其不知量也。

一《难经》八十一篇，寓九九之数，乃先秦古文医式之祖，而人不得非也。东坡曰：医之《难经》，句句皆理，字字皆法，后达者神而明之，如盘走珠，无不可者，若出新意而弃旧学，以为无用，非愚无知，则狂而已。

一李南丰谓：修养是运气之术，运任督者久则生痈，运脾土者久则腹胀，运丹田者久则尿血，运顶门者久则脑泄，其余丹砂烹炼，遗祸累累。修

---

[1] 无 jì 妄：《易经》无妄卦。六十四卦第二十五卦下下卦。元亨，利贞；其匪正有眚，不利有攸往。此卦为异卦（下震上乾）相叠。乾为天为刚为健；震为雷为刚为动。动而健，刚阳盛，人心振奋，必有所得，但唯循纯正，不可妄行。无妄必有获，必可致福。

养之说，涉于方外玄达，而非恒言恒道。吾思运气之说，乃仙家之寓言，而非实有是事。修养二字，修是君子修省之修字，养是我善养吾浩然之气之养字，实圣贤真正功夫。与眩惑长年，自灭其生者，大相径庭矣，岂可将修养二字说坏了。

一芦居浅语曰：节饮医醉，独宿医淫，布衣医艳，茹蔬医腥，输粮医累，偿逋医羞，训子医老，息讼医雠[1]，慎言医祸，敏事医惰，反求医悔，无辨医谤，安分医贪，卑己医骄，省费医贫，勤学医贱，静坐医烦，清谈医寂，种花医俗，啜茗医睡，弹琴医躁，索句医愁，研理医愚，达观医滞，去非医过，矫性医偏，数语须铭之座右。

一医家绘太极图于命门穴，虽千言万语，只说得一坎卦，若论太极全体，终属强合之辞。

一昔义兴太守许嗣宗，精于医，或劝其著书贻后世。答曰：医者，意也，吾意所解，莫能宣矣。盖深恐学古之士，泥于书，拘于法，引经断疾，罔识变通，创为斯说，以教天下，意深远矣。今者业医之家，腹无藏墨，开口只云，医者意也。不知医者意也一语，非读尽轩歧以下书，不能出是言，非读尽轩歧以下之书，不能行是言也。

一仲景伤寒赋云：一二日可发表，三四日宜和解而痊，五六日便实，方可议下，七八日不解，又复再传。注者有谓七八日不解，又复从太阳经传起，再用发表。有谓邪既不解，伏热益深，未有此时邪复自内出外而传表者。又有谓此必有阙文，纷纷不一。余思天地之气，七日一变，此即河图生成之数也。人为小天地，天地之气既伤于人，至七日其气已衰，理当解散。七八日不解，又复再换一气，传送其邪，故赋中一假语气，至此而止，无复再言，而注者曾无一人及此，何哉？

一天地四时生死之理，一年一周，其位皆在西南方，人身生死之理，与天地四时同。当夫夏秋之际，火金变化，无我也亦无形也。迨至秋冬金水相生，有形也，仍无我也。至春而始有我矣，至夏而我之一身，可以塞天地，配道义。无何运行递至火金相克，克则变，变则化，化则死，如木叶之落而

---

[1] 雠 chóu：同"仇"，仇恨，仇怨，怨偶曰雠。——《一切经音义》引《三苍》。

不复返，如丰草之萎而不再鲜。人能知生之理，则知死之理，知死之易，而不再生，而乃悠悠忽忽，不穷先圣之理，亦与木叶丰草同其衰槁焉耳。

一丹溪曰：君火、人火也。后人云《内经》并无天火人火之说，自丹溪始言之，火有天人之分，不可以君相分天人。予思以上下而言，君明于上，天道也，相明于下，地道也，何可倒置以天地而言。东南方二与八同宗，偶也，阴也，地道也，厚重不迁，人君之象，故曰人火。西北方一与九同宗，奇也，阳也，天道也，变动不居，相臣之任，故曰天火。脉诀以少阴君火配左寸，少阳相火配右尺，意盖深矣。且以卦名之，左手三部，丙三爻也，其卦坤，坤为地，以比君德之静镇。右手三部，外三爻也，其卦震，震为雷，以比相臣之威动，重之则坤为下，震为上。少阴君火居六三位，少阳相火居九四位，雷伏于地，而奋乎地之上，则所以鼓天地之和气，而发万物之生意者，皆代君宣化而行天之道也，非天火而何？所谓贤臣秉政，天下豫顺者此也。

一王浩然述艾儒略[1]，高一志[2]格致书，言天地之理，都以四元行立论，四元行者，土水气火是也。又引天文书云：天有十二重，自地而上，二百六十里有奇，为气域，万物皆生气域中。变化气域，上为火域，气域分为三际，近地者为和际，中为冷际，上为热际，因近火域故热，气域而上，至自轮天是第一重，为元火之界，界中不容物入。四行以水轻于土，故水在土之上，气轻于水，故气在水之上，火轻于气，故元火在气域之上，月天以上无气，亦无火也。又曰：金木不得为元行，余初观之，疑其非圣之书，及细味之，而知其理与五行同。夫气之轻清上浮者为天，此即月天以上，无气亦无火也。气之重浊下凝者为地，此即土在下也，土之上为水，非即天一生水之说乎？月天之下为火，非即地二生火之说乎？中间气域分中际为冷域，其冷处，即金也。金本冷际，水冷金寒，同气相求，变而为云，化而为雨，所谓金生水者，

---

[1] 艾儒略（1582—1647）：明末在华意大利籍耶稣会传教士、科学家和神学家。在中国从事传教和科学活动36载，对天主教在华传播，以及中西文化交流做出了重要贡献。有"西来孔子"之称。

[2] 高一志（1568—1640）：意大利传教士，又名王丰肃，字则圣。初到中国时取名王丰肃，字一元，又字泰稳。1605年来华，于1616年南京教难时被逐出境，后于1624年底返回中国，至山西传教，因识之众，于是改名高一志。

此也。木在土中，得时雨下降，方能生长，土中之水带浊，不能生物，上升湿气，乃水之精气也，既遇太阳熏蒸，又逢乾金化裁，自然欣欣向荣，所谓水生木者，此也。人为小天地，饮食入胃，其气之精者上升于肺，肺为乾金，金气流布，发育周身，此理洞然。四元行不言金木，而金木自在其中，吾人格致穷理，勿以其异而弃之。

一天地四时当分两截，春夏阳升分一截，秋冬阴降分一截，其间总以太阳作用。太阳属火，火惟炎上，日光下照，不能伏地之下，随腾而上。夏秋之交，阳升之令将尽，阴降之气渐行，日光照地，降力势大，不得不潜伏于下，以温水土，而为来春发生之源。试观严寒之际，井底水土皆暖，是其验也。至春而降令已衰，阳气自升，太阳摄水土清气上腾于天，以补乾金衰泄之本，为降令之资，所以春夏温热之气为多，秋冬燥冷之气为多。春不尽热者，去冬未远也；秋不尽冷者，去夏未久也。或疑天上有云之所，未必为冷，是未陟高山之巅耳，如能登之，则天文之书，乾金之象，皆有着落矣。

一余参观铜人纳甲之法，而知太阴纯黑，其中清洁无比。观昼夜循环之道，而知地小天大，地之四围，皆天所覆。宋儒有天如卵白，地如卵黄之喻。后世遂谓地下有天，果尔，则高明而在上者天，重浊而在下者地，天积气于上，地积形于下之说，皆非也，岂理也哉？余发明医理，非好谈天地，盖人为小天地，既不知大天地，如何能识小天地，必彼此较量，而小天地始形。如人头，天也；足，地也；中间纯一河图，天一生水，肾在下；地二生火，心在上；天三生木，肝在左；地四生金，肺在右；天五生土，脾胃在中宫。火炎上而不能下，水就下而不能上，若金气不降，则火必不能潜伏于下，而饮食何由下通二便？木气不升，则水必不能转输而上，而津液何由上出高源？所谓水火未济，而天地否矣，非死而何？惟火从金降，水从木升，夫妇和合，母子乐顺，名为水火既济。而曰地天泰，所以得生，然则金木之名，圣人不得已而譬之，其实阴阳二气耳。河图太极在西，太阳在北，厥旨微哉。

一董子仲舒言天地之间，有阴阳之气，常渐人者，犹水常渐鱼也。所以异于水者，可见与不可见耳，愚谓天地阴阳之气，无间于人，非不可见也，特未察耳。夏热之令，人身常凉，阳外而阴内也；冬寒之令，人身常煖[1]，阴外而阳内也。春气发生，滋荣润泽，秋金肃杀，形色苍老，此皆无病之人，得天地阴阳之气，自然而然者也。医家谓：夏热伏阴在内，药宜温热，斯言也。适以伐其天和，则平者病，病者死。东坡曰：学医人费，此之谓也。

一古人云：诗无达话，易无达言，春秋无达辞，从义从变。余亦曰：内经无达文，从人从时。

一经云：生而来谓之精，雨精相特谓之神。又云：两神相持，合而成形，尝先身生，是谓精则是精神二者，互为其根，休伤于正，道之大原也。人欲明此精神之德，全凭静正功夫。静正纯熟，当事物未来，湛然天理，事物既至，感而遂通，有不期然而然者。故太公言主听，而曰神明之德，正静其极，大学释知本，而曰听讼吾犹人也，必也使无讼乎，无情者不得尽其辞，大畏民志。董子论治身而曰：气之清者为精，治身务执虚静以致精，能致精，则合明而寿。又曰：气从神而成，神从意而出，心之所至谓之意。意劳者神扰，神扰者气少，气少则难久矣，故君子闲欲止恶以平意，平意以静神，静神以养气，气多而治，则养人之大者得矣。孔明淡薄以明志，宁静以致远，周子定之以中正仁义而生静，立人极焉，圣贤岂欺我哉？

一董子谓：王字三画而连其中，三画者，天地人也，连其中者，一贯之道也。是言也，阐先圣未发之秘，而人往往轻过。余生长海邦，即以海潮论之。夫水，阴象也，月亦阴象也，月出地而与水相并，则潮长，入地亦然。每月初三、十八，潮必倍大矣，月临庚辛故也，不特此也。水遇夜而盈，病遇夜而重，流遇夜而急，脉遇夜而数。天将雨而人喜睡，雨将兴而病先应，物类皆然，难以悉数，阴道如此，阳道可知。故曰国家将兴，必有祯祥，国家将亡，必有妖孽。见乎蓍龟，动乎四体。本乎天者亲上，本乎地者亲下，水就湿，火就燥，同声相应，同气相求，体物而不可遗，理斯然也，一贯之道，如有所立。

一卦爻立，而圣人之能事毕矣，圣人之能事既毕于此，天地之能事亦毕于此。不知天地，观圣人见矣，不知圣人，观卦爻见矣，医不知易，医云乎

---

[1] 煖 xuān：温暖。

哉？医能知易，医至乎哉？

一烟亦有益于人，食烟者无喉鼻虫蛀之患。岭南多食槟榔，为其能杀诸虫而消恶滞也。虫害极大，不可一日无盐，小儿宜多食咸物。

医理信述卷二终　　管作霖刊　柯琳校

医理信述卷三目录

黄岩夏子俊云颖纂辑　裔孙贡河疏九校录

此一卷，以中风为首，而以痹痿厥痓之近于风者次之。学者若能细心体认，则风自风，痹自痹，痿自痿，厥自厥，痓自痓，何至有鲁鱼亥豕之差？

中风五派异同

杜铜峰曰：中风暴仆瘫痪等症，古昔所论，皆谓外中风寒，有余之症，而用大小续命八风等汤，辛热疏散之药。及刘河间出，以为中风瘫痪者，非肝木之风实，亦非外中之风邪。良由将息失宜，心火暴甚，肾水虚衰，不能制之，则阴虚阳实，热气拂郁，心神昏冒，筋骨不用，而卒倒无知。亦因喜怒思悲恐，五志过极，皆为热甚。俗云风者，言末而忘其本也。

至东垣则又云，中风非风，乃本气病也。凡人年逾四旬，气衰之际，或因忧怒伤其气者，多有此症，壮盛之时无有也。若肥盛者或间有之，亦是形盛气衰所致。然亦有贼风袭虚而中者，轻重有三焉：中腑者，病在表，多着四肢，故支节废；中脏者病在里，多滞九窍，故性命危；中血脉者，病在半表半里，多属胃土，故口眼歪斜。

丹溪则论之曰：诸书只谓外中风邪，惟河间作将息失宜、水不济火，极是。若真中风邪，则东垣中腑中脏中经之说甚好。然地有不同，西北气寒，直为风所中者有之；东南气温，皆是湿生痰，痰生热，热生风耳。有血虚，有气虚。血虚者，左手足不仁；气虚者，右手足不仁；气血俱虚，则左右手足皆不仁。此三子之论，异乎古说者也。

至王安道出，推刘李非风之语，丹溪湿痰之言，遂以古论为真风，三子论为类风，愚窃有疑焉。夫河间既曰中风非风，又何曰俗云风者，言末而忘其本也。就风末言，则有风存之意，及用防风通圣药品，虽泻火而实以治风。东垣既曰中风非风，又何辨夫三中之异，反致详于治风之法。丹溪既云湿痰生热，而何又曰生风，予因知皆未尝外于风，今别之为类风者，又乌足以尽三子之旨乎？

尝考六淫中，善行数变者莫如风也。挟寒则为风寒，挟暑则为风暑，燥为风燥，湿为风湿，兼热则成火，兼郁则类气。古昔论风，止作风寒，而不及招风取中之因，冷热虚实之变，有非辛热之可通治。故诸子之论，各明其因也。所谓非风者，是矫责之辞尔。何哉？凡邪之中人，皆由气体先虚。经曰：邪之所凑，其气必虚。且古通称风从汗散，而不审虚极者，难投辛散之药，恐泄真气，愈虚其气。是以东垣发气本之论，俾学者知风因虚而中，当分虚实以治。又风虽为凉气，若因火热自甚，肝气燥动，腠理疏豁，风乘热中，从火为邪，岂可例用辛温。是以河间出，深言火热之论，世俗止知风末，而不知有火邪之本也。又东南二地，素鲜刚猛风寒，虽风不易中，间有中者，悉皆火热内盛，阴虚而致。非若西北常有大风盛寒，人体略虚，衣或单薄，纯被风寒逼中也。是以丹溪深赞河间之说，以西北真为风所中者有之，东南之人，多由痰热生风也。是知真风者，纯作风邪之名也，生风者，风本无意中人，人自取中于风也。故风本一邪，有内外出入寒热虚实之异，诸子各摛[1]真论，何尝外于真风，而可别为类风哉。但当以古论为风寒邪实外至之症，是天致病于人也；以三子论为痰热气虚内致之因，是人求病于天也。本于外者，内轻而外重，取法乎古；因乎内者，内重而外轻，治从三子，夫如是始足以究诸贤之旨，定中风之论矣。

风为百病之长，三先生各补一说，明其所以同而异也。《瀊洄集》分类分真，明其所以异而同也，铜峰此辨，合异为同，循源识派，可称中风定论。正与虞花溪之见相合，外如薛新甫脏腑兼中之条，王损庵闭脱二症之别，皆属要诀，所宜并参。

---

[1] 摛 chī：散布。

中风多属阴虚说

张景岳曰：风之为病最多，误治者在不明其表里耳。盖外风者，八方之所中也；内风者，五脏之本病也。八风自外而入，必先有发热恶寒，头疼身痛等症，此因于外者，显然有可察也，五风由内而病，则绝无外症，而忽病如风，其由内伤可知也。然既非外感，经曰"诸暴强直皆属于风，诸风掉眩皆属于肝"者，何也？盖肝为东方之脏，其藏血，其主风，血病则无以养筋，筋病则掉眩强直之类。诸变百出，此皆肝木之化，故云皆属于风。谓之属者，以五气各有所主，如诸湿肿满，皆属于脾之类，其义同也。盖有所中者，谓之中外感也；无所中者，谓之属内伤也。故王安道有真中类中之辨，后世不明此义，不惟以类风者认为真风，而且以内夺暴厥等症，俱认为风，误亦甚矣。

夫外感者，邪袭肌表，故多阳实；内伤者，由于酒色劳倦七情口腹致伤脏气，故由阴虚。凡脏气受伤，脾败者，病在肢体，或多痰饮；肾病者，或在骨髓，或在两阴；心病者，或在血脉，或在神志；肺病者，或在营卫，或在声音；肝病者，或在筋爪，或在胁肋。此五脏之类风，未有不由阴虚而然者。惟东垣独得其义，曰：有中风卒然昏愦不省人事，此非外来之邪，乃本气自病也。人年逾四旬，气衰者多有此疾，盖人年四十，而阴气自半，故多犯之，岂非阴虚之病乎？夫人生于阳而根于阴，根本衰，则人必病矣。所谓根本者，即真阴也。

人知阴虚惟一，而不知阴虚有二，如阴中之水虚，则病在精血；阴中之火虚，则病在神气。盖阳衰则气去，故神志为之昏乱，非火虚乎？阴亏则形坏，故肢体为之废弛，非水虚乎？

今以神离形坏之症，乃不补水火之源，而犹以风治，鲜不危矣。试以大道言之，其象亦然。凡旱则多燥，燥则多风，是风木之化从乎燥，燥即阴虚之候也。故凡治类风者，专宜培补真阴，以救根本，使阴气复，则风燥自除矣。

然外感者，非云绝无虚症，气虚则虚也；内伤者非曰必无实症，有滞则实也。治虚者当察其在阴在阳而直补之，治实者但察其因痰因气而暂开之。此于内伤外感，及虚实攻补之间，再当察其有无微甚，而酌其治。

甚至有元气素亏，猝然仆倒，上无痰，下失禁，瞑目昏沉，此厥竭之症。尤与风邪无涉，使非大剂人参，或七年之艾，破格挽回，又安望其复真气于将绝之顷哉？倘不能察其表里，又不能辨其虚实，但以风之为病，多用风药，不知风药皆燥，燥复伤阴，风药皆散，散复伤气，以内伤作外感，以不足为有余，此促人之死也，可不慎诸。

物必先腐也，而后虫生之，人必先虚也，而后邪入之，贼风虽利，安能中壮盛之人哉？此景岳所以有招风取中，多属阴虚之说也。

酒人多中风说

沈时誉曰：中风之症，先哲皆尚论于邪之所凑，其气必虚，而未尝言虚之所自。乃后世辄指之曰：某中风因年少曾多斫丧也，又某中风因高年尚有姬侍也。以余观之，房劳致虚者固众，而沉湎致虚者尤多。盖常历治中风之人，强半系善饮者，亦大明验也。

按《内经》曰：饮酒中风，则为漏风，亦名酒风。《医垒元戎》云：酒湿之为病，亦能作痹症，口眼㖞斜，半身不遂云云。丹溪亦曰：头风之病，多见于嗜酒之人，头风眩晕，即中之渐也。是知酒人多中，洵不诬矣。盖酒性温散，善开腠理，卫虚则外邪易入，酒气温热，能酿痰涎，痰多则内火易动。当少壮时，血强气雄，不能为害，中年以后，经脉骨肉，皆为糟粕之味所渍，谷食渐减，蒸胃腐肠，虽或色泽红华，而中实败坏，譬之木根朽蠹，未遇狂风耳。丹溪论中风，主湿热与痰火，虽未专指曲蘖，然致湿热与痰火者，莫甚于酒，安可独以衽席议虚哉？若醉欲并勤之人，又为双斧伐木，其仆可立而待，不得独咎狂乐矣。

富贵逸乐之人，酒色齐到，真犹双斧伐木，故中者每多。若贫贱力役之人，形坚而精实，身劳而心安，断无酒色之溺，且日夜辛勤，力作不休，机关便利，血脉流通，无虚火郁逆，无痰气内冲，故中者绝少。观时誉致虚之由，非色即酒，是三折肱之论矣。又体肥者，肉浮于气，外似壮实，内实虚空，若多酒色，必患此症，尤宜谨慎。

总论中风治法

夏子俊曰：中风之症，有天焉，有人焉。天者贼风之坚利也，人者虚体之空疏也，非贼风，则虚体虽疏而不中，非虚体，则贼风虽利而亦不中，二者必相因而致焉，否则无是症也。

为治之法，先分中脏中腑中血脉，为辨症之准。洁古云：中腑多着四肢，中脏多滞九窍。东垣云：中腑则肢节废，中脏则性命危，中血脉则口眼㖞斜。次明阴阳虚实，以痰风气火四者，随其轻重缓急而兼理之。中腑有虚有实，脾土太过，土实则气壅痰结，经络闭塞，隧道不通，而偏废者，谓之有余，此假痰气火而偏盛也。法从实治，新者宜降，久者宜和，远者宜清补。脾土不及，土虚则肝木克制，血脉枯涩，经络不贯而偏废者，谓之不足，此因气血虚而偏衰也。法从虚治，新者宜和，久者宜补，远者宜温补。

或谓中腑是伤寒六经形症，即从六经治法，其言大谬。夫中风之风，其势锐，其力重，犹暗箭之射人，无坚不破，卒然仆倒，非若伤寒由外入内，次第传经也。若夫中脏则异矣，下元无根，生机将绝，外虽丰厚，内实孤危。淫邪偶触，陡然而发，诸气上逆而化火，诸火亢极而生风，诸液结聚而为痰，诸水潮涌而为涎。斯时也，有升无降，有出无入，一如疾风暴雷，龙腾水涌之势，正气衰绝，无以主持，遂至失音摇头，口开手撒，眼合直视，遗尿喘气，面赤如妆，汗缀如珠，声如鼾睡，脉如涌泉，此为邪中五脏。危急之症，无一可生者也。惟有人参二三两，熟附四五钱，少加橘红姜汁竹沥，以为监制之需，庶几十可救一。而于消痰顺气，清火疏风之药，搐鼻取嚏，探吐行下之法，皆当屏除。若误用之，徒速其毙而已矣。亦有止中一二脏，生机犹在，脱势不甚者，尚有审症调治。

至于中血脉，比之中脏腑则轻耳。既无中腑之象，又无中脏之形，语言如故，饮食如常，独口眼㖞斜，或手足不遂而已。盖手阳明经起于手次指之端，足阳明经起于鼻交頞处，环绕唇吻，下行两乳夹冲脉，直下两足次指之端，二经并中，只现二经之症，与别症无干。

若连别经，又非中血脉之论也，治法以调气和血，省风清热之剂足矣。总之，中风为天人交致之病，一时暴绝，难分经络，故为脏腑血脉之异，不必又分真中类中，重复叠见，混淆难名，致后学有多歧之惑也。但其间有脏而兼腑者，有腑而兼脏者，有血脉而兼脏腑者，苟阴阳不明，虚实不辨，轻重缓急之间，复倒置而失宜，则死症无生，而生症亦必至于死矣，可不慎哉。

痹症析微

沈时誉曰：痹者闭也，皮肉筋骨为风寒湿气杂感，血脉闭塞而不流通也。三气之中，一气独甚，即能为痹。《内经》痹名甚多，不能细数。如云风痹、寒痹、湿痹者，言病之因；行痹、痛痹、着痹者，言病之状；心肝脾肺肾痹者，病之所属；脉筋肉皮骨痹者，病之所在。故昔人云，风寒湿气所为行痹痛痹着痹，又以所遇之时，所客之处，而命其名，非行痛着之外，别有筋脉五痹也。今世有愦愦者，问及痹症，辄曰此痛风之类耳，不亦乖谬哉？

详考诸书，如《中藏经》《儒门事亲》等，所论亦皆井井。而近代王损庵，列症最为有见，既以痹字提纲，后复分条直断之曰：行痹者，行而不定，世称走注疼痛之类是也；痛痹者，疼痛苦楚，世称痛风白虎历节之类是也；着痹者，着而不移，世称麻木不仁之类是也。又云：走注与历节不同者，历节但是肢节疼痛，未必流行也，正《医学纲目》之混淆，尤称明眼。

至于治痹之要，如《医宗必读》云：治行痹者，散风为主，御寒利湿，仍不可废，大抵参以补血之剂；盖治风先治血，血行风自灭也。治痛痹者，散寒为主，疏风燥湿，仍不可缺，大抵参以补火之剂，非大辛大温不能释其凝寒为害也。治着痹者，利湿为主，祛风解寒仍不可少，大抵参以补脾补气之剂，盖土强可以胜湿，而气足自无顽麻也。此李念莪推本《内经》，立说甚善。

但痹而果因三气者，治之宜然，若邪郁病久，风变为火，寒变为热，湿变为痰，又当易辙，寻之以降火清热豁痰为主，参之以通经活血疏散邪滞之剂，不可全作三气治也。此义丹溪得之，在《内经》原有热痹之症，非凿说也。

大抵痹而知疼知痛者易治，不仁不痛者难医。又宜图之于早，进则必至烦满喘呕肺；上气嗌逆厥胀心；多饮数溲，夜卧则惊肝；尻以代踵、脊以代头肾；四肢懈惰、发咳呕沫脾；五脏症显而难愈矣。外有肠痹、胞痹、周痹、血痹、支饮作痹等，仍当博考群书，以求全旨。

析诸氏精微，开后人聋瞆，斯篇有焉。

总论痹症治法

夏子俊曰：《内经》风寒湿三气，合杂而病，方成痹症，而非偏受一气，可以致痹也。所分者轻重耳，其风气胜者为行痹，寒气胜者为痛痹，湿气胜者为着痹。

以冬遇，此者为骨痹，骨痹即寒胜痛痹也。寒为天地之阴气，性多冷，收引结凝，闭塞血脉，痛苦切心，四肢挛急，久而不愈，复感于邪，则必传肾，肾主骨，骨病而入于肾，名曰肾痹。肾气痹，则邪乘胃而胀满，肾脉入跟中，上腨内出腘内廉贯脊，是以尻以代踵，脊以代头也。

以春遇，此者为筋痹，筋痹即风胜行痹也。风为天地之阳气，性多热，数变善行，淆乱营卫，或红或肿，数日一移，久而不愈，复感于邪，则必传肝，肝主筋，筋病而入于肝，名曰肝痹。肝气痹，则魂不安而恍惚，肝脉下者过阴器，抵小腹，上者循喉咙之后，上入颃颡[1]，是以多饮数溲，夜卧善惊也。

以至阴遇，此者为肌痹，肌痹即湿胜着痹也。湿为天地之滞气，性多腻，肢体壅重，麻木不仁，软弱多汗，昏塞精神，久而不愈，复感于邪，则必传脾，脾主肌，肌病而入于脾，名曰脾痹。脾气痹，则上焦不通而痞隔，脾脉络胃，上膈挟咽，是以四肢懈惰，发咳呕沫也。

此外又有脉痹、皮痹、肠痹、胞痹者焉。夏犯三气，病名脉痹，脉痹不

---

[1] 颃颡 háng sǎng：咽喉。

已，再受客邪，内舍于心，而成心痹矣。盖夏令炎热，三气亦变为热，脉属心，心主夏，同气相求，故其见症也，多为热病，在脉则搏击经络，肌肉热蒸，唇口反裂，皮肤色变，在心则上气嗌逆厥胀焉耳。

秋犯三气，病名皮痹，皮痹不已，再受客邪，内舍于肺，而成肺痹矣。盖秋令尚热，三秋亦留为热，皮属肺，肺主秋，同声相应，故其见症也，亦为热病，在皮则瘾疹风疮，皮毛抑郁，搔之不痛，按之不仁，在肺则烦满喘气，呕吐焉耳。

若夫肠者，兼大小肠而言也，肠间病痹，则下焦之气不行，口干数饮，小便不通，中气喘争，清浊不分，时发飧泄。胞者，膀胱之腑也，膀胱气闭，则水畜于内为热，如沃以汤，涩于小便，膀胱脉络，从巅入脑，上为清涕。

以上诸痹，皆由风寒湿三气，合所遇之时，所客之处，所入之深，而命其名。其实风多则行，寒多则痛，湿多则着。在皮毛则寒热皱揭，在血脉则凝结不流，在肌肉则麻木不仁，在筋骨则重着不举。治法寒气胜者，以温经散寒顺气活血之药为主。风气胜者，以和血通经，省风清热之药为主。湿气胜者，以分消渗利，调脾补胃之药为主。如此则皮毛可也，肌肉可也，血脉筋骨亦无不可也。

至于传入于肺，用顺肺之剂。传入于脾，用理脾之剂。传入于心，用清心之剂。传入于肝肾，用疏肝伐肾之剂。传入于大小肠膀胱，用升清降浊、通利水道之剂。气虚则补气，血虚则补血，火衰则益火之源以消阴翳，水衰则壮水之主以制阳光。轻重得宜，缓急有序，庶几顽痹之症，不致有望而却步者。

论痿之因论痿之治

论痿之因，不独内伤，亦有外感。论痿之治，不独取阳明，亦当泻南补北。

杜铜峰曰：经云，神伤思虑则肉脱，意伤忧愁则肢废，魂伤悲哀则筋挛，魄伤喜乐则皮槁，志伤盛怒则腰脊难以俯仰，所以筋挛不便之症，为内因之病，不可例作风治。

然五痿论云：有所失亡，所求不得，则肺热叶焦，皮毛虚弱，而生痿躄，名曰皮毛痿。悲哀太甚，则胞络绝，名曰脉痿。思虑无穷，入房过度，热入于肝，致出白淫，名曰筋痿。感于卑湿，土气伤脾，致肌肉不仁，名曰肉痿。劳倦热渴，阳气内乏，热舍于肾，腰脊不举，甚则骨髓枯灭，名曰骨痿。

夫皮毛筋脉三痿，固为内因，而骨肉二痿，则又属于外感。况《生气通天论》云：因于湿，首如裹，湿热不攘，大筋软短，小筋弛长，软短为拘，弛长为痿，观此则痿亦有外感者矣。丹溪以痹为外感风寒邪实，痿为内因湿热本虚。愚谓痹乃正气本和，因外感风寒冷湿，为刚烈之邪，当以有余名之。痿乃正气自虚，致成湿热拂郁懈惰，为柔缓之邪，当以不足名之。故或因初伤七情，及饮食厚味，中焦郁积，淫气不清，湿热乘虚为痿者有之，或因初感湿痹，郁久成热，气血渐虚为痿者有之，难以拘论也。

至于治法，如湿胜者，必有脾胃虚湿之症，脉微而缓弱，宜以人参养胃汤，及藿香散等治之。如热胜者，则有内伤假热之症，脉虚而浮大，宜以四君子汤，补中益气汤等，加二妙散以渗湿清热，此《内经》治痿独取阳明胃经之法也。若肝肾精血虚而湿多者，谓之正虚，宜温补精髓，茸、胶、桂、附皆可选用。内虽有热，仍谓虚热，补之自除，所谓甘温能除大热也。若真火热胜者，谓之偏虚，脉必沉数，及兼遗精、白浊、阴汗等症，宜以四物汤，坎离丸滋阴降火。热甚者，宜服泻火表剂，如芩连解毒汤等，时时呷之，以救肺热，此丹溪治痿，泻南补北之法也。有用愈风汤，吞健步丸，以治湿热相半之痿，愚谓止可施之挟风之症，若风邪甚者，又为痹矣。

凡病俱分内外，不独一痿为然，铜峰见地高处，只是居内必审外，论实必兼虚，所以言约意该。

总论痿症治法

夏子俊曰：痿之见症也，手足软弱不用，而形色绝无病状，百节缓纵不收，而周身全无痛楚，远则十载而痉，近亦数年而愈，犹草木失于滋培，枝叶枯槁而根本尚未大伤也。

《内经》五痿甚详，后学纷纷议论，而合参诸家，分晰治法，惟杜铜峰之言为正，余既载之矣。若夫提纲揭领，申明经旨，则李念莪之说最明，不可不述也。

彼谓：经言病本，虽五脏各有，而独重手太阴肺经。经言治法，虽诸经各调，而独重足阳明胃经。盖肺金体燥，居上而主气化，以行令于一身，畏火者也。五脏之热火熏蒸，则金被克，而肺热叶焦，故致疾有五脏之殊，而手太阴未有不伤者也。胃土体湿，居中而受水谷，以灌溉乎四肢，畏木者也。肺金之受邪失正，则木无制，而侮其所胜，故治法有诸经之异，而足阳明未有或遗者也。夫既曰肺伤，则治之亦宜在肺矣，而岐伯独取阳明又何也？《灵枢》所谓真气所受于天，与谷气并而充身，阳明虚，则五脏无所禀，不能行血气、濡筋骨、利关节，故百体中随其不得受水谷处，不用而为痿，不独取阳明而何取哉？直捷了当，莫过于此。

愚谓取阳明者，或清胃之湿热以宁肺，或培胃之虚弱以生肺，是正取阳明之法也。或泻南方之火，以救肺而制木，使木不克土，或补北方之水，以降火而清肺，使肺不窃土，是旁取阳明之法也。

又如心脏自虚，则胞络之火偏盛，脉必洪大，面赤烦燥，消渴引饮，盗汗遗精，梦魂惊恐，即名脉痿，宜枣仁、生地、麦冬、川连，以及六味丸、朱砂安神丸之类是也。

肺脏自虚，则金水之源先竭，脉必虚数，面白魂汗，痰嗽音嘶，遗精烦渴，畏热怯风，即名皮毛痿，宜人参、五味、二冬、二母以及六味丸、金水膏之类是也。

至于肉痿者，脾也，脾虚有湿，脉来微缓而无力，懒言倦怠，浮肿面黄，参、苓、芪、术、石斛、陈皮之药在所必需。脾虚有热，脉来微弱而无神，嘈杂中消，恶心疲倦，人参、白芍、黄芪、川连之味，理所宜用。

肝脏自虚，则血少而筋枯，《内经》谓之筋痿，惊恐多疑，胆怯不寐，筋急，爪枯，目昏精滑，脉多弦急虚数，须以牛膝、木瓜、菊花以及虎潜丸、安神丸选用。

肾脏自虚，则水衰而精竭，《内经》谓之骨痿，腰膝酸软，阳事易兴，小便淋漓,大便秘结,脉多微弱涩数,须以熟地、人参、枸杞以及大造丸、集灵膏选用。

此皆分经调治,随症加减,夫亦欲使阳明之宗筋荣润,脉络贯通,束筋骨而利机关也已。

统论风痹痿三者之别

风者,以病因而为病名者也。痹与痿,以病形而为病名者也。夫风为六淫之长,痹则三气杂合,故有以风痹同称者,因其病因之相似也。痹与痿,俱有筋骨皮肉五脏之分,又俱有血气不行,肌肉不仁,四肢不用等症,故有以痹痿同称者,因其病形之相似也。

至于风与痿,则既不可混而称,尤不可混而治,此丹溪所以斥局方之非,正千古之误。而徐彦纯特分风、痿为二门,有功于来学也。虽然,宁独风与痿不可混?即风与痹,痹与痿,皆不可混也。

如风症之四肢不用,分左瘫为血虚有痰,右痪为气虚有痰。痹症之四肢不用,乃湿从土化,重着不移。又伤于风,则阳受之,感于风寒湿,则阴受之,是风与痹之不可混而称,亦不可混而治也。痹者,三气杂至,为外来有余之邪,法当疏风散寒利湿为主,则气行血顺而愈。痿则皆本于肺热,而后病及五脏,为内生不足之症,法当独取阳明,或兼泻南补北,则气生血旺而愈。是痹与痿之不可混而称,亦不可混而治也。

然则三者既不可混,将安别之?亦在夫脉症相参而已,如因中风卒倒之后,以致半身不遂,或手足不随,兼有涎潮不语,口眼㖞斜等病,虽有气虚血虚之分,然留而不去,其症则实,此中风也,其脉必浮而滑。如因汗出当风,坐卧卑湿,涉水冲寒,以致骨节疼痛,皮肤不仁,肌体重着,四肢缓纵等症,虽与风症同系外邪,然行痛着自有三者之状,此痹症也,其脉必紧而涩。

如因七情劳役酒色无节,既非冲寒受湿之邪,又无卒仆暴厥之症,日渐萎疲,而致精枯髓减,筋骨软弱,缓纵不收等症,此痿症也,其脉必虚而数。明乎此,则三症之不可混称,洞若观火,又安得有混治之误也哉?

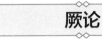

厥论

王损庵曰：或问世以手足冷为厥，何如？曰：非也。在张仲景论伤寒，则谓凡厥者，阴阳不相顺接，便为厥。厥者，手足逆冷也。是故于阳虚而不接者，则温之；阳陷伏而不与阴相顺者，则下之；邪热入而未深者，则散之；皆四肢逆冷之厥也。

至于《内经》厥义则不然，以足三阳起于足指之端，足三阴聚于足心之下。若阳气胜则阴气虚，阳乘阴位，故热厥必从足下始，而阴虚之病，足心多热也。若阴气胜则阳气虚，阳不胜阴，故寒厥必起于足五指，而上行至膝，其寒非从外入，皆由内生，所以阳虚之病，四肢多不温也。

论得寒厥之由，则谓其人自恃质壮，于秋冬阴盛之时，纵欲以夺肾精，精虚于下，寒气因而上逆，阳衰不能渗营其经络，而手足寒也。论得热厥之由，则谓其人醉饱入房，酒谷之气相薄，耗竭元真，脾肾之阴伤于内，阳元无制，而手足热也。

夫阴阳内外，各有所司。阳主表，其气温，阴主里，其气寒，表里之脉，循环相接于四肢，故举伤于酒色，以致阴阳二厥之大者为例，著于篇首，续聚十二经病形，皆不言手足之厥，亦不及受病之因，谓二例在前，可因此而推也。

故叶氏云：《内经》所谓寒热二厥，乃阴阳气逆，而为虚损之证。寒厥补阳，热厥补阴，正合王太仆壮水之主以制阳光、益火之原以消阴翳之法。仲景、河间、安道所论，乃伤寒手足之厥冷也，症既不同，治法亦异，可称明辨。

他如烦劳过度，阳气外张，阴精内竭，积至于夏，则为煎厥水亏火亢，孤阳厥逆，如煎如熬，故曰煎厥。大怒伤肝，形气逆绝，血苑上焦，则为薄厥怒则火起于肝，载血上行，故令血苑于上。苑，乱也。薄，雷风相薄之薄。血气乱于胸中，相薄而厥逆也，亦名气厥。二阳一阴发病则为风厥。五络俱竭，或蛊尸鬼击，卒然中恶，则为尸厥。恶血冲心，则为血厥；痰涎迷闷，则为痰厥；因醉得者为酒厥；因饱得者为食厥，此皆卒中暴病之厥也。外有骨枯爪痛为骨厥，身立如橡为骭[1]厥，喘而强直为阳明厥，长虫吐出为蛔厥，与夫厥头痛、厥心痛、厥腰痛、疝厥、痿厥、痹厥、脚气等厥，此皆因有逆气而名厥也，学者详其治以施之可也。

《内经》风厥并陈，后世不察中风与厥之异，概以猝倒暴厥之急候，有似中风，又难实指，另立类中之名，仅以手足逆冷则名为厥，抑何昧昧之甚也？经云：暴厥者，不知与人言。又云：血之与气，并走于上则为大厥，厥则暴死，气复反则生，不反则死。又云：手足少阴太阴足阳明五络俱竭，令人身脉皆重，而形无知，其状若尸，或曰尸厥。观此非手足之谓，读损庵之论，则知从来类中风，纷纷辨喙可息矣。

总论厥症治法

厥与中风相似，辨之之法，中风脉多浮缓，由正气欲脱，若厥则营卫拒隔，有沉伏微涩之候。中风身多温暖，而不像病形，若厥则身冷面青，有僵卧如死之状，分别既明，调治亦易，可以数语而毕。曰：厥病虽多，统属气闭，法当顺气为先，如有他症，各随其甚者而兼理之，厥势稍定，即寻病以治其本，本病既退，而厥自止矣，倘误作中风施治，未有或济者也。

痉论

虞天民曰：痉病即痓病，痉者，劲也，筋劲强直而不柔和也。《内经》曰：诸痉项强，皆属于湿。又曰：诸暴强项，皆属于风。

盖太阴湿土极盛，又兼风化以制之，是以有角弓反张之状也，须分刚柔二痉。太阳病，发热无汗，反恶寒者，名曰刚痉。盖太阳中风表实，重感于寒，则变为刚痉也，治宜散表为先。太阳病，发热汗出，不恶寒者，名曰柔痉。盖太阳中风表虚，重感于湿，则变为柔痉也，治宜实表为急。

此皆专属外感，而未尝言及内伤，独丹溪谓属气虚血虚，兼有痰有火，

---

[1] 骭 gàn：胫骨，肋骨。

切不可作风治，纯用风药，宜参、芪、归、术、白芍、竹沥，少加散风行湿。更有诸虚之候，如中暑金疮，亡阳新产，以及跌扑损伤，痈疽脓溃之后，多有亡血，筋无所养，宜大补气血，虽有他症，以末治之。《内经》亦曰：阳气者，精则养神，柔则养筋，阳微不能养筋，则筋脉紧急而成痉也。可见原不专重外感，丹溪内伤之论，非倡说也。

正大不偏是可存也。

总论痉症治法

夏子俊曰：刚柔二痉，原非本病，皆因病后而成也。凡久病气虚变痉为柔，血虚变痉为刚。刚为血液不足，阳络满而阴络空，以致风热游行于血脉，风热郁甚，则兼燥化而无汗，血脉不通，诸筋强直，此其人平素必有阴虚之状也。柔为气液不足，阴络闭而阳络衰，以致湿热游行于血脉，湿热愈胜，则兼精液而多汗，血脉滞涩，诸筋反张，此其人平素必有阳虚之状也。

阳虚者补阳，四君子汤是也；阴虚者补阴，四物汤是也。又须活血中之邪热，清气分之郁火，非风药之佐，不足以导引关节，非血药之使，不足以缓急舒筋，切忌燥散之类，劫耗津液，恐筋愈枯，而痉愈急也。

附颤振说

有谓作诸禁鼓栗者，非也。诸禁鼓栗，乃门牙战摇，似寒而实热也。颤振是兼木气而言，惟手足肘前战动，外无凛栗。孙东宿谓：人病手足动摇，如抖擞之状，筋脉莫能束约，风之象也。

《内经》云：诸风掉眩，皆属肝木。木主风，风为阳气，阳主动，木气太过，相克脾土。脾主四肢，四肢者，诸阳之末，木气鼓之故动，《内经》谓：风淫末疾者，此也。亦有头动而手足不动者，盖头为诸阳之首，木气上冲，故头独动，而手足不动，散于四末，则手足动而头不动，皆木气太盛兼火之化也。

木之畏在金，金者土之子，土为木克，何暇生金？《素问》曰：肝，一阳也；心，二阳也；肾，孤脏也。一水不能胜二火，由是木挟火势，而寡于畏，反侮所不胜，直犯无惮。《难经》谓：木横乘金者，此也。此病壮年鲜有，中年以后乃有之，老年尤多，夫老年阴血不足，少水不能灭盛火，极为难治，前哲略不及之。惟张戴人治新寨马叟，作木火兼痰而治得效，遇此症者，当参酌厥旨，而运其精思云。

医理信述卷三终　　管作霖刊　柯琳校

医理信述卷四目录

黄岩夏子俊云颖纂辑　裔孙贡河疏九校录

此卷而下，俱内伤症也，首言内伤，次及内伤之分类异治者。呜呼！始吾述是书也，将欲活人，自今观之，不如无书为愈。何则？适以启后人诡诈之端，故曰无书为愈，同志者省之。

内伤

王安道曰：尝观东垣《内外伤辨》曰，外伤风寒客邪有余之病，当泻不当补，内伤饮食劳倦不足之病，当补不当泻，自此论一出，而天下万世，知内外伤之有所别，而仲景之法不可例用，其惠也不亦大哉。

然夷考其说，犹或有可疑者，僭用条之。如曰：饮食劳倦伤而内热者，乃阴火乘其坤土之位，故内热及于胸中。又曰：经云：劳者温之，损者温之。惟宜温药以补元气，而泻火邪。又云：温能除大热，故治之必温药乃可耳。又曰：饮者无形之气，伤之则宜发汗利小便，使上下分消其湿；食者有形之物，伤之则宜损其谷，其次莫如消导，若此者，皆不能使人无疑也。

谨按调经论云：帝曰：阴虚生内热奈何？岐伯曰：有所劳倦，形气衰少，谷气不盛，上焦不行，下脘不通，胃气热，热气熏胸中，故内热。嗟夫！此内伤之说之原乎？请释其义于下。

夫人身之阴阳，有以表里言者，有以气血言者，有以脏腑言者，余如前后上下升降呼吸之类甚多，不必悉举。此所谓阴虚之阴，其所指与数者皆不同。盖劳动之过，则阳和之气，皆亢极而为火矣。况水谷之味又少入，是故阳愈盛而阴愈衰，此阴虚之阴，盖指身中之阴气与水谷之味耳。或以下焦阴分为言，或以肾水真阴为言，皆非也。夫有所劳役者，过动属火也；形气衰少者，壮火食气也；谷气不盛者，劳伤元气，则少食而气衰也。上焦不行者,清阳不升也;下脘不通者,浊阴不降也。夫胃受水谷,故清阳升而浊阴降,以传化出入,滋荣一身。今胃不能纳谷,而谷气衰少,则清无升而浊无降矣。故曰:上焦不行,下脘不通,上不行,下不通,则郁矣。郁则少火皆成壮火,而胃居上焦下脘之间,故胃气热,热则上炎,故熏胸中而为内热也。东垣固宜引此段经文以为内伤发热之主,乃反不引,而谓阴火乘其土位,故内热及胸中,此不能无疑者也。

夫阴火二字,《素》《难》未尝言,而东垣每每言之。《素问》止有七节之傍,中有小心二句,而守真谓其惟命门属火,不属水,引心为君火,肾为相火之说以为证,然亦不以阴火名之。是则名阴火者,其东垣始与,窃谓内热之作,非皆阴火也,但气有郁则成热耳。虽曰心为君火,君不主事,然《内经》所叙诸病之属热者甚众,岂君火不能为病,而直欲纯归之于阴火乎?

至真要大论曰:劳者温之,损者益之。夫劳则动之太过而神不宁矣,故温之。温也者,养也。所谓调其饮食,适其起居,澄心息虑,从容以待其真气之复也。《礼记》云柔色以温之,即是此义。今东垣乃以温为温凉之温,谓宜温药以补元气,而散火邪,又易"损者益之"为"损者温之",又以"温能除大热"为《内经》之言,而遍考《内经》,并无此语,此亦不能无疑者也。然温药之补元气泻火者,亦惟气温而味甘者斯可矣。盖温能益气,甘能助脾而缓火,故元气复而火邪息也。夫用温药以为内伤不足之治则可,以为劳者温之之注则不可。

阴阳应象论所谓形不足者,温之以气。其"温"字亦是滋养之义,非指温药也。夫形不足,乃阳虚而不充也,气者,药之气也,药有气厚气薄,味厚味薄,味厚者属阴而滋精,气厚者属阳而滋形,今以药之气厚者滋阳,不兼形乎,故曰形不足者温之以气,虽以药温养之,亦未尝不兼乎调饮食,适起居,与澄心息虑也。温字固有二义,然终不可视为温凉之温,苟以补之除之、抑之、举之、散之等语,比类而观焉,则其义自著矣。

夫五行运乎天,则无形质可观,其丽于地,则有形质矣。金木土水者,有形有质者也;火者,有形而质不实也。酒性虽热,体同于水,今东垣乃谓饮食者无形之气,此又不能无疑者也。既待利小便发汗以去之,其可谓之无形之气乎?且劳倦伤,饮食伤,二者虽为内伤,然不可混而为一。虽经所谓饮食劳倦则伤脾者，盖谓脾主饮食，而四肢亦属脾，故饮食失节，劳役四肢，皆能伤脾，非谓二者同类而无辨也。

夫劳倦伤，饮食伤，虽与风寒暑湿有余之病不同，然饮食伤，比之劳倦伤又有不同者，诚当于不足之中，更分其有余不足也。夫饥饿不饮食者，胃气空虚，此为不足，固失节也；饮食自倍，而停滞者，胃气受伤，此不足中兼有余，亦失节也。

以受伤言则不足，以停滞言则有余矣。惟其不足故补益，惟其有余故消导。亦有物滞气伤必消补兼行者；亦有物暂滞而气不甚伤，独宜消导者；亦有既停滞，不复自化，不须消导，但当补益；或亦不须补益者。洁古枳术丸、东垣橘皮枳术丸等，虽曰消导，固有补益之意存乎其间。其他如木香分气丸、导气枳实丸之类，虽无补益，然施之于物暂滞，气不甚伤者，岂不可哉？但不宜施于通行之药耳，且所滞之物，非枳术丸之力所能去者，安可泥于消导而不知变乎。故备急丸、感应丸等之推逐者，洁古、东垣亦未尝委之而弗用也。故善将兵者，攻亦当，守亦当；不善者则宜攻而守，宜守而攻。其败也，非兵之罪，用兵者之罪耳。观乎此，则知消导推逐补益之理矣。

若夫劳倦伤，则纯乎补益，自不待议。虽东垣叮咛告戒，然世人犹往往以苦寒之剂望除劳倦伤之热。及其不愈而反甚，自甚而至危，但曰病势已极，药不能胜耳。医者病者，一委之天命，皆不悟其妄治之失。呜呼！仁人君子，能不痛心也哉？夫东垣先哲之出类者也，奚敢轻议，但恨白璧微瑕，或贻后人毫厘千里之谬，故不得不僭陈耳，知我者其鉴之。不知者以为指东垣之不及，知之者以为补东垣所欲言，锯屑霏霏，医林雄辩。

梅藟[1]中气论

中气者，即胃气也，其义有三，夫水谷入胃，化而为气，输脾归肺，以布濩[2]于周身，然有清浊之分。清者水谷之精气也，浊者水谷之悍气也，清者其

---

[1] 藟 zī：本意为上端收敛而口小的鼎。此处为人名。

[2] 濩 hù：分布，分散。

性精专,故化生血脉,而行于经隧之中,是为营气;浊者其性慓疾滑利,不循经络,而直达肌表,充实于皮毛分肉之间,是为卫气;卫为阳,阳在外,营为阴,阴在内,为阳之守,营气即中气,此以表里名中气之义也。

夫自头至腹,身半已[1]上,天之气也;自腹至足,身半已下,地之气也;气交之分,乃为中州,上有辛金丁火,下有癸水乙木,而戊巳之土,界乎两间,为后天本,为万物母。无非此气冲和,故在脏腑,则处五位之中,在三焦则系中焦之地,此以上下名中焦也,惟是二义,人所同知,余则更有谓焉。

夫中气之中,犹中庸之中也,中庸之中,乃不偏不倚无过不及之谓。今夫脾胃喜燥而恶湿,然湿胜固为淖泽之泥,多致濡泻困倦;燥甚亦为灶烈之土,每致狂热消中,则燥湿之气宜中也。脾胃喜暖而恶寒,然寒甚固为火不生土,如釜底之无薪,暖甚又为壮火食气,如元气之有贼,则寒暖之气宜中也。脾胃宜升不宜降,升者欲其阳和之发生,降者虑其卑滥以陷下也,然降之至,飧泄成焉,升之至,䐜胀生焉,则升降之气宜中也。

又若劳役能伤脾,则中气宜以静养,然户枢不蠹,流水不腐,以运动故也,故太逸即非中。先哲云:脾具坤静之德,而有干健之运。是矣。饮食能养胃,则中气慎勿饥虚,然仓廪有限,转输有常,则纳者不辞,而运者不息,故过饱即非中。

经云:饮食自倍,肠胃乃伤。是矣。其他适事为故,无非中气之义存焉,故方有补中益气汤者,补此中,益此气也。四君子汤者,因药味之不偏不倚,犹夫君子也。世有信手攻伐,不顾中气,借口王道,概补中气者,皆过与不及之流也。嗟夫!东垣先生处四大家之一,擅百世之名,其惟得医旨之中道乎哉?

夏子俊曰:中无定体,以营卫而论,营失其中,则血病;卫失其中,则气病。以五行而论,金木水火土,各有其中,得其中则和,失其中则病。言营气为中者,营行脉外之故也。言脾胃为中者,戊巳居中之谓也。程子曰:中字最难识,须是默识心通。且试言一厅,则中央为中;一家则厅非中,而堂

---

[1] 已:通"以"。

为中；一国则堂非中，而国之中为中。梅氏能识中字，故第三义着实发挥脾胃之中，确切不浮，学者推而广之，庶不致于执中无权。

调理脾胃

经曰：胃者，五脏六腑之海也，水谷皆入于胃，五脏六腑，皆禀气于胃，胃者五脏之本，六腑之大源也。又曰：胃为水谷之海，饮食入胃，游溢精气，上输于脾，脾气散精，上归于肺，肺朝百脉，通调水道，下输膀胱，水精四布，五经并行，合于四时，五脏阴阳揆度，以为常也。

以此论之，倘饮食有节，寒温适宜，则脾胃壮实，而能纳受水谷，运化精微，充溢五脏六腑，荣卫四肢百骸，以供给日用动作云为。若饮食失节，寒温不适，则脾胃虚弱，不能纳受运化，脏腑失其禀受，百骸失其荣卫，而日用动作云为，失其所供给也。况土为五行之本，万物借土而生，古人以扶持脾胃为主治之药，厥有旨哉。

然脾胃虚弱，不能运化水谷，初时则为寒湿，宜用辛香燥热之剂以散之。丹溪曰：《局方》用燥药为劫湿病也，湿得燥则豁然而收，正犹久雨，山气溟蒙，地土厌浥，不能生物，必须杲日普照，然后山川晴明，地土和爽，方能生物也。苟饮食停积日久，湿能生热，热化为火，火能伤气耗血，则为燥热，宜用辛甘苦寒之剂以润之。正犹久旱，山气炎烈，地土干燥，不能成物，必须甘霖遍及，然后山川清凉，地土滋润，方能成物也。故调补脾胃者，知新久之异，燥润之宜可也。

先天元气钟于肾，后天元气养于胃，养胃气者，水谷是也。昔人譬之国家饷道，饷道一绝，则万众立散，胃气一散，则百药难施。故经云：脉有胃气曰生，无胃气曰死。又云：安谷则昌，绝谷则亡。古庵之论，以寒湿燥热分言之，得《脾胃论》未泄之秘，用是录之。

总论脾胃治法

夏子俊曰：论治病难矣，论治病于内伤则尤难，何也？一部东垣，仅言阳气二字，而阴血尚未暇及，至丹溪始补东垣所未备。内伤岂易言哉？然而不易言者，又未始不可言也。其可言者，以吾一身之内，而为五脏之本，万化之原者，脾胃是也。夫心肝肺肾，不受饮食，所受者，脾胃耳。饮食入胃，转输于脾，脾气散归于肺，肺受百脉之朝。味之咸者，肾得之而成水焉；味之苦者，心得之而成火焉；味之酸者，肝得之而成木焉；味之辛者，肺自受之而成金焉；味之甘者，本宫受之而复成土焉。由是肾水足，心火宁，肝木条达，肺金清润，举凡周身脉络，靡不贯通融和。

若脾胃一伤，则五脏皆少生气，为腰痛，为烦恼，为膀胱胀满，而肾始病矣；为恍惚，为怔忡，为燥烦燥热，而心始病矣；为吞酸，为吐酸，为胁痛多怒，而肝始病矣；为咳嗽，为喘急，为呃逆否塞，而肺始病矣。

虽五脏自致为病者亦有之，未可专归罪于脾胃，而病之始于脾胃者居多焉，故曰脾胃者，五脏之本，万化之原也。调治之法有四：曰升，曰降，曰补，曰和。四者之中，或以辛温药，或以辛凉药，或以燥药，或以润药，量其人之老壮，察其病之新久，务使先后有序，轻重得宜，无太过，无不及，惟得其平而已。

至于诸家所言调理脾胃之法最多，而得其要者，如丹溪所云：明知身受寒气，口食冷物，于初病之时，宜用辛散温利之药，稍久则成郁，郁久则成热，热久则生火，若仍用温药，宁不助火生病乎？复以辛凉发表，辛寒理中，则邪易伏，而病易退也。王节斋曰：凡治诸病，若见胸膈饱闷，或噫气，或咽酸，或腹痛，或泄泻，或恶食，或少食等症，便问曾何饮食，审明伤积，即先消导脾胃，然后用本病之药，或于本病药内，佐之以消导之剂，若不审此，药虽对症，亦无效也。

盖药先入于脾胃，脾胃自伤，不能运化药味以成功耳。

然亦有禀之先天，有非药力所能调者。如《灵枢》曰：脾小则脏安，脾高则引季胁而痛；脾大则苦凑胁，脾下则下加于大肠，脏苦受邪；脾坚，则脏安难伤；脾脆，则善病消瘅；脾端正，则和好难伤；脾偏倾，则善满善胀。可见今人有终身受脾胃之益，而不能伤者；有终身受脾胃之害，而不能愈者，皆先天之故也。虽然，受先天之害者，固莫可如何，而受先天之益者，又乌能长保其无害乎？此东垣所以示恩于万世者不浅矣。

沈时誉五郁六郁解

夫郁者，闭结凝滞瘀留抑遏之总名。《内经》五郁，言运气也；丹溪六郁，言病因也。以五郁言之，有诸家之释，王安道之论，然余所佩服者，则张氏之说为得其正。其说曰：天地有五运之郁，人身有五脏之应，郁则结聚不行，乃致当升不升，当降不降，当化不化，而郁病作矣。故或郁于气，或郁于血，或郁于表，或郁于里，或因郁而生病，或因病而生郁，郁而太过者，宜裁之抑之；郁而不及者，宜培之助之。

大抵诸病多兼郁，为治有不同。所谓木郁达之者，达，畅达也。凡木郁之病，风之属也，其脏应肝胆，其经在胁肋，其主在筋爪，其伤在脾胃，在血分。然木气条畅，故在表者，当疏其经，在里者，当疏其脏，但使气得通行，皆谓之达。诸家以吐为达者，又安足以尽之？火郁发之者，发，发越也。凡火郁之病，为阳为热之属也。其脏应心，主小肠三焦，其主在脉络，其伤在阴分。火之所居，有聚结敛伏者，不宜蔽遏，当因其势而解之、散之、升之、扬之，如开其窗，如揭其被，皆谓之发，非止于汗也。土郁夺之者，夺，直取之也。凡土郁之病，湿滞之属也，其脏应脾胃，其主在肌肉四肢，其伤在胸腹，土畏壅滞，凡滞在上者，夺其上，吐之可也；病在中夺其中，伐之可也；滞在下者，夺其下，泻之可也。凡此皆谓之夺，非止于下也。金郁泄之者，泄，疏利也。凡金之为病，为敛、为闭、为燥、为塞之属也。其脏应肺与大肠，其主在皮毛声息，其伤在气分。或解其表，或破其气，或通其便，故在表、在里、在上、在下，皆可谓之泄。水郁折之者，折，调制也。凡水郁之病，为寒为水之属也。水之本在肾，水之标在肺，其伤在阳分，其反克在脾胃。水性善流，宜防泛滥，折之之法，如养气可以化水，治在肺也；实土可以制水，治在脾也；壮火可以胜水，治在命门也；自强可以帅水，治在肾也；分利可以泄水，治在膀胱也。凡此皆谓之折，岂独抑之而已哉？郁有五，治亦有五，郁去则气调矣。

又以六郁言之，如气郁者，必胸胁满痛，其脉沉涩；湿郁者，身体重着，或关节疼痛，遇阴寒则发，其脉沉缓；痰郁者，动则喘息，起卧怠惰，其脉沉滑；血郁者，四肢无力，能食便红，其脉沉芤；食郁者，嗳气恶食，疸胀痞块，其脉气口沉紧；热郁者，闷瞀口干，小便淋赤，其脉沉数。

六郁而不言风寒者，盖风寒郁则为热故也。然丹溪又云：气郁而湿滞，湿滞而成热，热郁而生痰，痰滞而血不行，血滞而食不消化。是郁虽有六，又皆相因为病者也。夫治六郁者，以越鞠丸为主方，固为尽善，但郁之至久，元气未有不伤，克伐屡投，随散而随郁者，比比然也。于此又当顾虑根本，权其轻重，攻补兼施，使邪衰而正胜，或专事于补，俾养正以除邪。然郁在气血者，当以有形之药，分气血以疗之，医者之责也。若郁在情志者，即当以情志解散，此无形之药，病家所自具也。知乎此，而五六郁之治思过半矣。

爬搜郁字，几无剩义，且六郁言病因，深得丹溪立名之旨。六郁非出丹溪，乃东垣所发，丹溪制越鞠丸，总解诸郁，分析加减，故后世遂以丹溪云。

总论五郁六郁治法

夏子俊曰：《内经》五郁论曰：木郁则达之，火郁则发之，土郁则夺之，金郁则泄之，水郁则折之。丹溪六郁论曰：气、湿、热、痰、血、食。后之遵《内经》者，则斥丹溪为妄诞；尚丹溪者，又略《内经》而不言。不知五行各一其性，顺其性则和，拂其性则郁。《内经》五郁，言其性之郁也；丹溪六郁，言所以致其性之郁也。

五郁非六郁，则五郁之旨难见，五郁有六郁，则五郁之理易明。故以达发夺泄折之法，施治于气、湿、热、痰、血、食之中，则五行之性，各得其所，而无不平之患郁云乎哉。愚请陈五六之法于下。

夫木性上升，一有气、湿、热、痰、血、食，抑压其性则郁，法当条而达之，以畅其挺然之常。如食塞胸中，而肝胆之气不升，故胸腹大痛，宜吐于上以舒其木之气。所谓高者因而越之也，此条达之意也。胁痛肠鸣，时吐黑水，或苦或酸，轻则以逍遥散、川芎之类，开而提之；重则以芦荟丸、左金丸，摧而伐之，亦条达之意也。王安道曰：肝性急，怒气逆，胠胁成胀，火时上炎，治以苦寒辛散而不愈者，则用升发之药，加以厥阴报使，而从治之。

又如久风入中为飧泄，及不因外风之入，而清气在下为飧泄，则以轻扬之剂，举而散之，孰非条达之意欤？

火性炎上，一有气、湿、热、痰、血、食，拂逆其性则郁，法当发而越之，以遂其自然之常。如五心烦热，肌肤如火，过食冷物，抑遏阳气于脾土之中，东垣升阳散火汤、火郁汤，从其性而扬之，此发越之意也。所愿不遂，思想无穷，悒郁痰涎，不进饮食，或气不升降，如醉如痴，以木香、石菖蒲、生姜、雄黄帅而动之，亦发越之意也。小便浑浊，疮疡舌疳，以黄连解毒汤、导赤散、八正散，引而下之，孰非发越之意欤？

土性喜燥，一有气、湿、热、痰、血、食，壅滞其性则郁，法当攘而夺之，以复其健运之常，如腹中窒塞，大实大满，以枳实导气丸、木香槟榔丸、承气汤，峻而劫之，此攘夺之意也。饮食伤脾，胃脘痞闷，痰涎日生，以橘半枳术丸。忧思郁结，饮食少进，腹皮微急，以木香化滞汤、消痞丸，荡而磨之，亦攘夺之意也。诸湿胀满，足肘浮肿，湿热发黄，以实脾利水之剂燥之，孰非攘夺之意欤？

金性空清，一有气、湿、热、痰、血、食，闭塞其性则郁，法当疏而泄之，以肃其清降之常。如伤风咳嗽，鼻塞声重，以参苏饮、人参败毒散散之，此疏泄之意也。肺气䐜满，抬肩撷项，以麻黄葛根汤开之，亦疏泄之意也。胸膈停饮，或水饮入肺，喉中如水鸡声，或肺痈呕脓血，以葶苈大枣泻肺汤治之，孰非疏泄之意欤？

水性沉静，一有气、湿、热、痰、血、食，搏激其性则郁，法当决而折之，以导其东归之常，如肾气抑郁，水邪泛上，而为冷唾，以茯苓、泽泻之类利之，此决折之意也。腰脐疼痛，不可俯仰，或如奔豚之状，以桂心之类伐之，亦决折之意也。小便癃闭，久亢不泄，而为白浊，以小茴、泽泻、黄柏导之，孰非决折之意欤？

若此者，皆因其曲而直之也。举其概，而余可类推矣。然而尤有进焉，气郁则湿滞，湿滞而成热，热郁则成痰，痰滞而血不行，血滞而食不消化，六郁相因为病，丹溪之格言也。至于火在木中，木郁则火郁，达与发有相须之理焉，易老枳术丸，土郁夺之也。然清气不升，则浊气不降，补中益气汤所以来，东垣晚年之悟，则夺之之中，亦有达之之义也。

膀胱者，州都之官，津液藏焉，气化则能出矣，必得肺金之气，传化而后始出，是折又不可不寓夫泄也。火在上，水在下，曰未济；水在上，火在下，曰既济。是水不可徒事平折，而火又安可专用夫发哉？可见《内经》用字，八面玲珑，可以独用，亦可以兼用，可以统用，亦可以分用，如环无端，莫可拘执。丹溪立六郁于五郁之中，运五法于六郁之内，神明变化，曲尽经旨，而轻议之者，亦管窥之见也夫。

刘宗厚诸气不当作寒治

捍卫冲和不息之谓气，扰乱妄动变常之谓火。当其和平之时，外护其表，复行于里，周流一身，循环无端，出入升降，继而有常，源出中焦，总统于肺，气曷常病于人也。及其七情之交攻，五志之间发，乖乱失常，清者遽变而为浊，行者抑遏而反止，表失卫护而不和，里失健捍而少降，营运渐远，肺失主持，妄动不已，五志厥阳之火起焉，上燔于肺，气乃为病，何者？气本属阳，反胜则为火矣。河间有曰：五志过极，皆为火也。何后世不本此议，而以香辛燥热之剂，概作寒治，所据何理？且言指迷七气汤，用青、陈、棱、术、益、桂之属，可以通治七情，混同一议，不谙某药治某病，以下诸方，尤有甚焉者，兹不具论。不知经言九气之治，各有分别。如高者抑之，下者举之，寒者热之，热者寒之云云。何尝混作寒论，而以燥热之剂通治诸气哉。若用燥热之剂，不过暂却滞气，冲快于一时耳，滞气暂开，久而复郁，郁之久而生热，热积久而生痰，痰饮下膈，升降不行，浊气混蒙，清虚耗竭，此习俗相沿之误，莫能救挽者。

又有肾虚不能摄气归源，用黑锡丹、养气丹，以有形金石，镇坠无形之气，譬以石投水，水固未尝沉也，岂不殆欤？丹溪有曰：上升之气，自肝而出，中挟相火，其热为甚。自觉冷者，非真冷也，火极似水，阳亢阴微，故有此症。认假作真，可胜道哉？大抵七情伤气，郁结不舒，痞闷壅塞，发为诸病，当详所起之因，滞于何经，始则用辛温以散之，稍久即以辛平和之，辛寒折之。然药中有行散者，有损泄者，用之能却气之标，而不能制气之本，岂可又佐以燥热之药，以火济火，混同为治，使之常服多服，可乎？气之与火，一理而已，动静之变，反化为二，气作火论，与病情相得。丹溪《发挥》：冷生气者，出于高阳生之谬言也，自非身受寒气，口食寒物而遽论寒者，吾恐十不得其一二也。

夏子俊曰：高阳生曰：冷生气；朱丹溪曰：冷生气，高阳生之谬言也；翰飞霞曰：冷生气，是复卦䷗；愚谓冷生气，乃阴阳胜复之理，自然而然者也。世俗不解，凡遇气病，便用热药，以为高阳生之言具在，丹溪不得不橄时弊而发此言，后之遵丹溪者，直谓高阳生为非，噫，不惟不知高阳生，并不知朱丹溪矣。向非飞霞子以十一月一阳初动之卦晓之，则是非岂有定论哉。

昔人论火气，有曰：火者元气之贼，势不两立，一胜则一负。有曰：气有余便是火。有曰：捍卫冲和不息之谓气，扰乱妄动变常之谓火。由此言之，则气果堪宝，而火为赘物矣。然又有曰：天非此火，不能生物，人非此火，不能有生，何欤？盖火有真假虚实君相之别，气亦有阴阳寒热邪正之分，火而有裨，火即气也，气而为害，气亦火也。故脉洪气盛，火之真；外热内寒，火之假；得补而敛火之虚；因泻而降，火之实。君火以明，主乎身家，相火以位，客于肝肾。生于午中为阴气，生于子中为阳气。凝静降下为冷气，流行升散为热气。邪气有内伤外感，乃非分之相加；正气有先天后天，即吾身之素禀。是以壮火不可有，而少火不可无，和气不可无，而乖气不可有。火也，气也，一而二，二而一者也，又何有低昂取舍于其间哉。

张会卿肿胀引经别证

肿胀一症，经论：五脏六腑，无不有之。再考全经，如脉要论曰：胃脉实则胀。病形篇曰：胃病者，腹䐜胀。本神篇曰：脾气实则腹胀，泾溲不利。应象论曰：浊气在上，则生䐜胀。此四条皆实胀也。太阴阳明论曰：饮食起居失节，入五脏则䐜满闭塞。师传篇曰：足太阴之别公孙虚，则鼓胀。此二条皆虚胀也。经脉篇曰：胃中寒则胀满。方宜论曰：脏寒生满。病风论曰：胃风隔塞不通，失衣则䐜胀。此三条皆寒胀也。

六元正纪、至真要等论有云：太阴所至为跗肿，及土郁之发，太阴之初气，太阴之胜复，皆湿胜之肿胀也。或曰水运太过，或曰寒胜则浮，或曰太阳司天，太阳胜复，皆寒胜之肿胀也。或曰少阴司天，少阴胜复，少阳司天，少阳胜复；或曰热胜则肿，皆火胜之肿胀也。或曰厥阴司天在泉，厥阴之复，或曰阳明之复，皆水邪侮土，及金气反胜之肿胀也。由是则五运六气，亦各有肿胀矣。

然经有提其纲者曰：诸湿肿胀，皆属于脾。又曰：其本在肾，其末在肺，皆聚水也。又曰：肾者，胃之关也，关门不利，故聚水而从其类也。可见诸经虽皆有肿胀，无不由于脾、肺、肾者。盖脾土主运行，肺金主气化，肾水主五液，凡五气所化之液，悉属于肾，五液所行之气，悉属于肺，转输二脏，以制木生金者，悉属于脾，故肿不外此三经也。

但阴阳虚实，不可不辨。大抵阳证必热，热者多实，阴症必寒，寒者多虚；先胀于内而后肿于外者为实，先肿于外而后胀于内者为虚；小便黄赤，大便秘结为实；小便清白，大便溏泄为虚；滑数有力为实，弦浮微细为虚，色红气粗为实，色悴声短为虚。

凡诸实症，或六淫外客，或饮食内伤，阳邪急速，其至必暴，每成于数日之间。若是虚证，或情志多劳，或酒色过度，日积月累，其来有渐，每成于经月之后。然治实颇易，理虚恒难。虚人气胀者，脾虚不能运气也；虚人水肿者，土虚不能制水也。水虽制于脾，实统于肾，肾本水脏而元阳寓焉。命门火衰，既不能自制阴寒，又不能温养脾土，则阴不从阳，而精化为水，故水肿之症，多属火衰也。

丹溪以为湿热，宜养金以制木，使脾无贼邪之患，滋水以制火，使肺得清化之权。夫制火固可保金，独不虑其害土乎？惟属热者宜之。若阳虚者，岂不益其病哉？更有不明虚实，专守下则胀已之一法，虽得少宽于一时，真气愈衰，未几而肿胀再作，遂致不救，殊可叹也。

余于此证，察其实者，直清阳明，反掌收功。苟涉虚者，温补脾肾，渐次康复，其有不大实不大虚者，先以清利见功，继以补中调摄。又有标实而本虚者，泻之不可，补之无功，极为危险。

在病名有鼓胀与蛊胀之殊。鼓胀者，中空无物，腹皮绷急，多属于气也。蛊胀者，中实有物，腹形充大，非虫即血也。在女科有气分与血分之殊。气分者,心胸坚大,而病发于上,先病水胀,而后经断。血分者,血结胞门,而病发于下,先因经断,而后水胀。在治法有理肺与理脾之殊。先喘而后胀者,治在肺;先胀而后喘者,治在脾。以上诸法,此其大略也。

若夫虚实混淆,阴阳疑似,贵在临症之顷,神而明之,其免于实实虚虚之害乎?立说者景岳,润色者念莪,持以临症,觉神闲眼到。且肿胀危疾也,乃晚近,争尚单方,求宽瞬息,巴、芫、戟、遂,或散或丸,效则诩为神方,败则不任其咎。药性犹昧,又安问经旨同异,阴阳气血之分哉?故治此者,虚实少有未明,安危判若霄壤。即古如鸡矢醴,奇如余粮丸,亦宜审投也。

何柏斋肿胀本水火不交论

造化之机,水火而已,宜平不宜偏,宜交不宜分。水为湿为寒,火为燥为热,火性炎上,水性润下,故火宜在下,水宜在上,则易交也,交则为既济,不交则为未济,不交之极,则分离而死矣。消渴证不交,而火偏盛也;水气证不交,而水偏盛也。制其偏而使之交,则治之之法也。

肿满之极,小火不能生大水,故必先泻其水,后补其火。开鬼门,泻在表在上之水也。洁净腑,泻在里在下之水也。水势既减,然后用暖药以补元气,使水火交也,则用药之次第也。又卢氏以水肿隶肝、肾、胃而不及脾,丹溪非之,似矣,然实则皆非也。

盖造化生物,天地水火而已矣。生之者天也,成之者地也。故曰:乾资大始,坤作成物。至于天地交合,变化之用,则水火二气也。天运水火之气于地之中,则物生矣。然水火不可偏盛,太旱物不生,火偏盛也;太涝物亦不生,水偏盛也;水火和平,则物生矣,此自然之理也。

人之脏腑,以脾胃为主,盖饮食皆入于胃,而运以脾,犹地之土也。然脾胃之能化与否,实由于水火二气,非脾胃所能也。火盛则脾胃燥,水盛则脾胃湿,皆不能化物,乃生诸病,水肿之症,盖水盛而火不能化也。火衰则不能化水,故水之入于脾胃者,皆渗入血脉骨肉,血亦化水,肉发肿胀,皆自然之理也。导去其水,使水气少减,复补其火,则二气平和,而病去矣。

丹溪谓:脾失运化,由肝木侮脾土,乃欲清心经之火,使肺金得令,以制肝木,则脾土全运化之职,水自顺道,乃不为肿,其词迂而不切,故书此辨之。

夏子俊曰:丹溪清心理肺制肝养脾,盖为湿热肿胀,热气拂郁清道,而水不能流行,以致浮肿。非为水盛者设,何学士虽于斯术未精,其论水火,则医书所未发,是可存也。

喘胀标本

喘胀二因,皆小便不利。喘则必生胀,胀则必生喘。但证有先后之殊,而后标本之道,可得而辨焉。何则?先喘而后胀者,生于肺;先胀而后喘者,生于脾。盖肺金司降,外主皮毛。

经曰:肺朝百脉,通调水道,下输膀胱。是小便之行,由于肺气之降下而输化也。若肺受邪而上喘,则失降下之令,故小便渐短,以致水溢皮肤,而生肿满焉,此则喘为本而肿为标也。脾土恶湿,外主肌肉,土能克水。若脾土受伤,不能制水,则水湿妄行,浸渍肌肉,水既上溢,则邪反侵肺,气不得降而生喘矣,此则胀为本而喘为标也。

属肺者,当清金降气,而行水次之。属脾者,当实脾行水,而清金次之。苟肺症而用燥脾之药,则金得燥而喘愈加。脾病而用清金之药,则脾得寒而胀愈甚矣。近世治喘胀者,但知实脾行水,而不知分别肺脾二症,予故为发明之。

节斋著有《明医杂著》,具见实学,亦医林中翘楚也,而世率以虚劳戒用人参短之,督过甚矣,即此喘胀二义,非明慧人不能道。

虞博士水肿蛊胀不同论 博士字天民,号恒法老人,明正德间花溪人

肿蛊二症,本不相同,至于用药,亦甚悬绝。水肿者,中宫有食积,有湿热,有稠痰,以至清气不升,浊气不降,营卫不得疏畅,水道不得通调,气遂妄行,不循故道。水又妄渍,不能成溺,气水相搏,肿自是生。然而脾胃之元气,犹能傍通四达,而未至于衰惫也,特为中宫有积滞,故遍身浮肿耳。

苟能祛其食积,清其湿热,治其气痰,内邪一行,外肿随散,效之臻也,亦甚捷矣。

乃若蛊胀者,先因脾气损伤,频久渐成衰惫,胃虽少纳,脾不运化,且有积热留注于脾胃,横行于中焦,正气为邪气所遏,不能周流一身,单攻肚腹,遂成胀满,甚则脐中突出,青筋暴起,缺盆、手足、掌背俱平,粪滑溺赤,唇黑气粗,此大不足之症也。斯时将补脾而益气欤?然正未受补,而邪热先炽,胀犹故也。将清热以伐邪欤?然邪未退听,而正气愈衰,胀弥增矣。将攻补兼施欤?然补者未效,而攻者更损。虽有卢扁[1],将何施乎?故得此症者,或脾虽损,而真气犹存,且无留连之邪热,故腹稍胀,而邪热未炽,尚有可为之真机,即当大补真元,兼之以消导清肺,气不运者调气,痰不化者行痰,调和适宜,则庶乎其可救矣。

或曰:子谓蛊胀难医,水胀易治,然亦有多成胀满而不治者。如贾洛阳所谓:病肿不治,必为锢[2]疾,虽有卢扁,亦莫能为。是肿之危笃,非他病比也,子何视之易耶?予曰:凡病危笃,咸莫能疗,岂独肿胀然哉?经云:过时者不治。予谓可治者,亦指治之早者言之也。若积久不治,或治不中节,至于危笃,较之真蛊,一律而已。仲景云:凡人有病,不时即治,隐忍冀差,必成锢疾,其斯之谓欤?

水者,气也,非水也。脾不能营运,肺不能施化,肾不能通调,不运不化不通,则三焦之气闭塞,尽化为水,而成水肿矣。鼓者,似鼓之形也。蛊者,如蛊之蚀也。二字皆属比喻,无非虚假之气,气运则宽,气滞则胀,得生阳之气则宽,禀阴凝之气则胀。

总论水肿鼓胀治法

夏子俊曰:肿者,肌肉之肿也。胀者,腹中之胀也。肿属脾,胀属肝,肿轻而胀重也。肿胀之名不一,治法亦殊,而其原总不外乎清气不升,浊气不

---

[1] 卢扁:即扁鹊。

[2] 锢:通"痼"。

降，隧道闭塞而成之也。

考之东垣主寒，河间主热，丹溪主虚，三子似不相侔，然究其原，皆本《内经》，但《内经》会其全，而三子言其一也。

经云：脏寒生满病。盖人身之气，热则流通，寒则凝滞，阴气独盛，阳气渐衰，寒湿郁遏，所以成肿。故东垣散之以辛热，泄之以苦温，利之以淡渗，上下分消，其病自已，此主寒之论也。

经云：诸腹胀大，皆属于热。盖造化之机，寒则敛缩，热则丰隆。邪阳猛烈，元气从之，二阳搏击，安得不鼓？故河间著《原病式》云：腹胀大，鼓之如鼓，气为阳为热，气盛则如是也。世言脾虚不能制水者，似是而实非也，此主热之论也。

经云：诸湿肿满，皆属脾土。盖坤静之德，旺则运行，弱则停滞，正气既衰，邪气自逆，清浊不分，遂成胀满。故丹溪以补脾为主，使脾气壮实，而得乾健之运。苟脾土之气受伤，转运之官失职，则肿无从而愈，此主虚之论也。

愚生也晚，读书论古，上稽前人之异同，下究当世之得失，而知人生不外阴阳，阴阳不外气血。如气虚补气，宜也。曾见有补气者，倍加胀满，是未得补气之故？大凡脾既损，而无他症以扰之，则一补气而获愈。脾虽损而有他症以干之，即须察其所因，而佐使适宜，先后得当，气药安得而病乎？血虚补血，理也。曾见有补血者，反增滞涩，是未明补血之故也？大抵血药阴湿，肿胀本是污浊之物，粘腻经络，原非湿滞所宜。必当审察其所因而健脾兼施，顺气并行，血药安得为害乎？

是以昔人有云：气虚者补气，血虚者补血，因食积者消食，因热抑者清热，因痰滞者行痰，因蓄血者破血。外因寒郁内热而胀者散寒，内因大怒气郁而胀者散气。实者下之消之，虚者温之补之。差之毫厘，谬以千里，可不慎软？然而尤有进焉，水肿属寒者多，以其来之暴也；鼓胀属热者多，以其病之缓也。盖人无日不饮食，肠胃无日不受湿，湿郁则成热，热郁则成胀。

虞花溪所谓：邪热不息，壅遏脏腑者是也。故治此者，宜分燥热湿热。燥热为病，大便秘结，小便赤涩，身热腹痛，闷乱不宁，一受参芪而胀满，不数日而成，药宜清热之中，少加润泽。湿热为病，大便频溏，小便清少，脉濡体倦,嗜卧减食,一服阴凉而危迫,不旋踵而作,药宜渗利之中,少加温散。各求其属,以合中道,斯良工矣。

王宇泰论黄疸毋拘五症宜别三焦

按丹溪云,疸症不必分五,同是湿热,如盦[1]曲相似,轻者小温中丸,重者大温中丸,斯言已得大义,然其用药则未备也。考之《内经》,病有上中下之分,有谓目黄曰黄疸者,有谓黄瘅暴病,久逆之所生者,及少阴厥阴司天之政,四之气溽暑,皆发黄疸者,悉是上焦湿热病也。有谓食已如饥曰胃疸者,与脾风发瘅腹中热出黄者,又脾脉搏坚而长,其色黄者,《灵枢》谓脾所生病黄瘅,皆中焦湿热病也。有谓溺黄赤安卧者黄疸,及肾搏坚而长,其色黄者,《灵枢》所谓肾所病,皆下焦湿热病也。

独仲景妙得其义,详于伤寒症中,有曰:邪热入里,与脾湿相交则发黄,或由内热已盛,复被火者,两阳相灼,亦发黄。或阳明热甚无汗,小便不利,湿热不泄,亦发黄。或发汗已,身目俱黄者,为寒湿在里不解,故发黄。是知非特湿热发黄,而寒湿亦发黄也。但寒湿之黄,色暗不明;热盛之黄,明如橘色。大抵黄家属太阴,太阴者,脾也,为湿热所蒸,则土之本色外见。

或脉沉小腹硬,小便自利,其人如狂者,又为血在下焦而发黄也。治疸须分新久病,湿热方张,即当消导渗利,如茵陈五苓散、茯苓渗湿汤之类,无不效者。久病脾胃受伤,气血必弱,宜用补剂,如参术健脾汤、当归秦艽散之类,使正气盛则邪气退,庶可收功。若口淡怔忡,耳鸣腰软,或微寒热,小便赤白浊,又当作虚治,宜养营汤,或四君子、八味丸皆可用。不可过用凉剂,强通小便,恐肾水枯竭,久而面黑黄色,不可治矣。

先哲云:水火即人身腐熟水谷之气,得其平谓之水火,失其宜谓之湿热。湿与热搏,气不得达,而生黄病,是固然矣。然王海藏云:伤寒病遇太阳太阴司天,若下之太过,往往变成阴黄。一则寒水太过,水来犯土。一则土气不及,水来侵之。用茵陈汤次第加姜附茱萸治之。夫伤寒热病,而有

---

[1] 盦 ān:古代一种盛食物的器具。

阴黄，则杂病黄疸，亦有阴黄矣。故身冷畏寒，阴黄也。湿胜脾虚，阴黄也。二便清利，阴黄也。脉沉而微，阴黄也。凡遇此症，非温补不愈。设以黄色不退，土邪有余，而过行诛伐，则饮食必减，胃气必败，由脾传肾，变为黑疸，而不可治。嗟夫！丝染不复素，木槁不再生，良足悲也。

医理信述卷四终　管作霖刊　柯琳校

医理信述卷五目录

医理信述卷之五

黄岩夏子俊云颖纂辑　裔孙贡河疏九校录

痃癖等六种释名

或问痞与痃癖积聚癥瘕，病虽相似。而其名各不同，请逐一条陈其说，以晓后学可乎？曰：痞者，否也。如天地不交之否，内柔外刚，万物不通之义也，物不可以终痞，故痞久则成胀满，而莫能疗焉。痃癖者，悬绝隐僻，又立妙莫测之名也。积者，迹也，挟痰血以成形迹，亦郁积至久之谓耳。聚者，绪也，依元气以为端绪，亦散聚不常之意也。癥者，征也，又精也，以其有所征验，及久而成精萃也。瘕者，假也，又遐也，以其假借血气成形，及历年遐远之谓也。大抵痞与痃癖，乃胸膈间之候。积与聚，为肚腹内之疾。因属上中二焦之病，故多见于男子。其癥与瘕独见于脐下，是为下焦之病，故多得于妇人。大凡腹中有块，不问积聚癥瘕，俱为恶候，切勿视为寻常，而不求医早治。若待胀满已成，胸腹鼓击，虽仓扁复生亦莫能救，遇斯疾者，可不惧乎？

痞喻

张子病痞，积于中者，伏而不能下，自外至者，捍而不能纳，从医而问之，曰：非下之不可。归而饮其药，既饮而暴下，不终日而向之伏者，散而无余，捍者柔而不支，焦膈通达，呼吸开利，快然若未始有疾者，不数日痞复作，投以故药，其快然也亦如初。自是不逾月而痞五作五下，每下辄愈，张子之气，一语而三引，体不劳而汗，股不步而栗，肤革无所耗于外，而其中薾然莫知其所来。嗟夫！痞非下不可已，余从而下之，术未爽也，而吾之薾然者独何与？闻楚之南有良医焉，往而问之，医笑曰：子无叹是薾然者也。凡子之术，固为是薾然也，坐，吾语汝。天下之理，有甚快于余心者，其末必有伤，求无伤于终者，则初无望于快吾心。夫阴伏而阳蓄，气与血不运而为痞。横乎子之胸中者其累大矣，击而去之，不须臾而除甚大之累，和平之物不能为也，必将击搏震挠而后可。夫人之和气，冲然而甚微，泊乎其易危。击搏震挠之功未成，而子之和气尝已病矣，由是观之，子之痞凡一快者，子之和气一伤矣，不经月而快者五，则子之和平之气，不既索乎？故肤不劳而汗，股不步而栗，薾然如不终日也。且将去子之痞，而无害于和平。子归，燕居三月，而后余之药可为也。张子归，燕居三月，斋戒而复请之。医曰：子之气少完矣。取药而授之曰：服之三月，而疾少平；又三月，而少康；终年而复常，且饮药不得亟进。张子归而行其说，然其初使人懑然，迟之，盖三投其药矣，而三反之也。然日不见其所效，久较，则月异而时不同，盖岁而疾平。张子谒医，再拜而谢之，坐问其故，医曰：是治国之说也，岂特医之治疾哉？子独不见秦之治民乎？敕之以命，捍而不听令，勤之以事，放而不畏法。令之不听，治之不变，则秦之民常痞矣。商君见其痞也，厉以刑法，威以斩伐，劲捍猛骛，不贷毫发，痛剟而力除之。于是秦人之政如建瓴，流通四达，无敢或拒。而秦之痞尝一快矣。自孝公以至二世，凡几痞而几快矣。顽者已圮，强者已柔，而秦之民无欢心矣。故猛政一快者，欢心一亡。积快而不已，而秦之四肢枵然，徒具其物而已。民心日离，而君孤立于上，故匹夫大呼，不终日而百疾皆起。秦欲运其手足肩膂，而漠然不我应矣。故秦之亡，是好于快之故也。昔者先王之民，其初亦曾痞矣，先王岂不知焄然击去之之为速也，惟其有惧于终也。故不敢求快于吾心，优柔而抚存之，教以仁义，导以礼乐，阴解其乱，而除去其滞，使其悠然日趋于和安而不自知，方其未也。旁观而懑然者有之矣，然月计之，岁察之，则前岁之俗，非今岁之俗也。不击不搏，无所忤逆，是以日去其戾气，而不攖其欢心。于是政成教达，安乐悠久，而无后患矣。是以三代之治，皆更数圣人，历数百年而后俗成。则余之药，终年而愈疾者，盖无足怪也。故曰：天下之理，有甚快于余心者，其末必有伤。求无伤于终者，初无望于快吾心。虽然，岂独于治天下哉？

张子再拜出而记其说。

此宋张文潜先生作也，而轩歧家或末之知，良相可借以医国，良医可借以治人，真有用文章也。

李士材治积初中末治

积之成也，正气不足，而后邪气踞之。如小人在朝，由君子之衰也，正气与邪气势不两立，若低昂然，一胜则一负，邪气日昌，正气日削，不攻去之，丧亡从及矣。然攻之太急，正气转伤，初中末之三法，不可不讲也。初者病邪初起，正气尚强，邪气尚浅，则任受攻。中者受病渐久，邪气较深，正气较弱，任受且攻且补。末者病魔经久，邪气侵凌，正气消残，则任受补。盖积之为义，日积月累，匪朝伊夕。所以去之亦当有渐，太亟则伤正气。正伤则不能运化，而邪反固矣。余尝制阴阳二积之剂，药品稍峻，用之有度，补中数日，然后攻伐，不问其积去多少，又与补中，待其神壮，则复攻之，屡攻屡补，以平为期，此余独得之诀，百发百中者也。经曰：大积大聚，其可犯也，衰其大半而已。故去积及半，纯用甘温调养，使脾土健运，则破残之余积，不攻自走，必欲攻之无余，其不遗人夭殃者鲜矣。经曰：壮者气行即愈，虚者著而为病。洁古云：壮盛人无积，虚人则有之。故当养正，则邪自除。譬如满座皆君子，一二小人，自无容身之地。虽然，此为轻浅者言耳。

若大积大聚，不搜而逐之，日进补汤无益也，审知何经受病？何物成积？见之既确，发直入之兵以讨之，何患其不愈？兵法云：善攻者，敌不知其所守，是亦医中之良将也夫。

树有虫，屋有蚁，觉之于早，则易为力，搜之无遗，则永杜患。故初法全用攻，即去疾莫如尽之谓也。根莠渐除，禾黍渐植，则去者自去，生者自生，故中法以补消互用，即推陈致新之谓也。水坚瓮薄，置之可虑，击之恐伤，必得暖气逗人，则冻解器全，故末法纯用补，即著而成病，气行则愈之谓也。三法不特治积，凡病皆然。

总论积聚癥瘕痞块治法

夏子俊曰：积聚癥瘕痞块，莫不由于气血痰而成者，盖气滞则血凝，血凝则痰注。三者互相包裹，日积月累，然后成有形之块。若在肠胃之内，必有饮食停积妨碍道路，致气行于此则裹一层，血过于此又裹一层，痰流于此又裹一层，裹一层则大一层。可审虚实，用攻下之法，渐次收功。苟踞肠胃之外，脏腑脂膜筋肉等间，乃气血与痰，自相并包，医者亦以峻剂下之，安能使此块入肠胃从大便而出哉？古方用肥气丸以治肝积，息贲丸以治肺积，伏梁丸以治心积，痞气丸以治脾积，奔豚丸以治肾积。率以温热攻下肠胃之药类聚成丸，而又托制东垣，宜其来鹤皋之讥也。故善治块者，不以左属血，而右属气。盖气能通夫左，而血亦能行夫右也。不以妇人多恶血，而小儿多食积。盖妇人亦有假气而成，而小儿亦有因痰而滞也。易怒之人多气癖，而偏有血聚。肥胖之人多痰饮，而尝见食停。在病人而言，必另有专一之症，在医者而言，当随用主病之药。至于积块，则佐之以开郁行气、破结软坚之品足矣。然而中气须先调也，脾胃既壮，而积滞自消，膏艾亦宜熨也。团聚既浅，而外治可行。七情所伤者，须解其情。六欲所损者，宜戒其欲。虫积为患，必偏嗜一物，当以所畏之药制之。假胎成形，必神思不正，惟投推荡之类下之。真气虚弱，积块无碍者，不须治疗。勿谓养虎贻患，而攻东击西，致于夭札。形神盛强，停泊暂时者，早宜调理。勿谓穷寇易除，而恣情适意，遂令伤生。知其说者，积痞断从郁论，顺其性而利导之。伏梁者火之郁，肥气者木之郁，痞气者土之郁，息贲者金之郁，奔豚者水之郁。郁者抑郁不舒，积聚成形，或留于本宫之位，或滞于经络之间，甚则湿热生虫，变为怪异。医者不知，辄称奇病，而好异者又乐道之，宁不令识者之笑也哉。

杜铜峰虫积论

虫由湿热郁蒸而生，观之日中有雨，则禾节生虫，其理明矣。古分九虫[1]三尸等论，愚论自积成虫，难以定名。若盗食人之气血，得其清者谓之灵虫，久则能贻害于人，即痨虫传尸尸注之类是也。若采取人之饮食，得其浊者谓之物虫，久则亦能变异，即寸白、蛕虫、鱼鳖、癥瘕之类是也。故物虫者，多因自积而成，乃有形可验之物。治宜以有形相制相畏之药，如雷丸、芜荑、使君子、胡黄连、大黄、苦练之属。灵虫者，多因自虚而致，乃变化莫测之物。治宜以气类相感所胜之药，如桃仁、川椒、天灵、苏合、麝香、朱砂之属。又有鬼气中恶，亦灵虫之类也，因饮食虫蛭，及果中虫毒。亦物虫之类也，治宜格其物理，考其所畏以制之。又如久患痨瘵气亢血热之人，勿用辛烈阳药。大抵人面痿黄，四肢无力，饮食不为肌肤，及气血虚损，起伏作痛，聚散不定，皆有虫积，急宜攻之。若待成灵，伤残脏腑，不可救矣。服虫药者宜上半月虫头向上之时，又忌妄言预泄，盖虫既有灵，能拒避汤药故也。

按鹤皋云：虫以湿热为天，肠胃为市。此但言物虫耳。若灵虫则变化传痊，如三尸五痨百虫之类，绝人长命，皆宿孽殃缠。针砭药石之外，必须洗心涤虑，以清正之气胜之，乃克有济。

总论虫症治法

虫者何？湿热所生也。湿热何以生虫？盖湿郁则生热，热郁则生湿，湿热互郁，虫乃生焉。人身自皮毛而肌肉筋骨脏腑，无处非湿热，即无处不可以生虫。所赖气血健运，湿热流行，不致酿蒸，则虫无自而生，即生亦不足为患，且不久而自灭耳。无如人之饮食失职，寒温不调，兼之七情六欲，蕴积湿热，稠粘胶固，资血以相裹，假气以陶镕，日深月累，遂成为虫。绞扰蟠结，食人精气，饮人膏血，坏入脏腑，夭人寿命。虫之为害，可胜言哉！故论虫者曰疥癣虫、疠风虫、黄肿虫、应声虫、口鼻咽喉崩蛆虫、瘿瘤瘰疬团聚

---

[1] 虫：原文为"种"。"三尸九虫"是道教对人体内部寄生虫的称谓，唐末五代所出之《太上除三尸九虫保生经》，除讲"三尸"和守庚申外，着重讲腹中"九虫"，即伏虫、回虫、白虫、肉虫、肺虫、胃虫、鬲虫、赤虫、蛲虫。

虫、头风脑漏臭痛虫、肛门前后阴痒虫；在蛊胀积聚，则有蛊积虫；在噎膈翻胃，则有翻噎虫；以及厥虫、痛虫、肉虫、伏虫、弱虫、长虫、赤虫、蛲虫。而《千金方》又有心虫曰蛔，脾虫曰寸白，肾虫如刀截丝缕，肝虫如烂杏，肺虫如蚕。《本事方》又分九十九种传尸痨虫。名各不同，治法亦异。而其要，总不外于湿热郁蒸而已。但其中有非药饵所能愈者，即古所谓病入膏肓是也。然欲灼见其真，当验其症。面黄肌瘦者虫，恶心吐水者虫，腹痛脉大者虫，得食辄止者虫，脸多白印者虫，头发狰狞者虫，上下唇疮者虫，口吐白沫者虫，遇苦即安者虫，见酸则静者虫，容色屡变者虫，痴呆如醉者虫，梦寐怪异者虫，父兄传染者虫，似惊非惊者虫，似痰非痰者虫。种种奇状，俱属虫断。至于脾胃虚弱者，又须调补脾胃，正气既旺，自能运化湿热以驱虫。否则徒事攻剿，不顾良民，而盗贼愈炽矣。

王损庵首疢篇

方书多分头痛头风为二门，然一病也。但有新久去留之分耳。浅而近者为头痛，卒然而至，易于解散。深而远者名头风，作止不常，愈后复发。皆当验其邪所从来，乃世俗不作风医，只从寒治。安知《内经》有不一之邪乎？如云：风从外入，振寒汗出头痛。新沐中风，则为首风。大寒内至骨髓，髓以脑为主，脑逆故头痛。伤寒一日，巨阳受之，头项痛。少阳司天，初之气，候乃大温，温气拂于上，头痛；二之气，热郁于上，头痛。又火淫所胜，民病头痛。湿淫所胜，头痛时时眩。凡此皆六淫相侵，与清阳真气相薄而痛者也。有云头痛甚则脑甚痛，手足寒至节，死。头痛巅痛，下虚上实。心热病，头痛面赤。肺热病，头痛汗出。肾热病，头痛员员澹澹然。厥头痛，面若肿起而烦心，善悲泣。贞贞头重，头半寒痛，膀胱足太阳所生。头囟顶脑户中痛，胆足少阳所生。凡此皆脏腑经脉之气上逆，乱于清道，壅遏经隧而痛者也。盖头象天，六腑清阳之气，皆会于此。五脏精华之血，亦注于此。于是天气所发，六淫之邪，人气所变，五贼之逆，皆能相害。或蔽覆其清明，或瘀塞其经络。因与气相搏，郁而成热，脉满则痛。若邪气稽留，脉亦满而气血乱，则痛甚，是实痛也。若寒湿所侵，真气虚弱，虽不相薄成热，然邪客于脉外则血泣涩同，脉寒则缩卷紧急，外引小络而痛，得温则止，是虚痛也。因风痛者，抽掣恶风，或无汗。因热痛者，烦心恶热，或有汗。因湿痛者，头重，而遇天阴尤甚。因痰痛者，头昏而愦愦欲吐。因寒痛者，绌急而恶寒战栗。气虚而痛，遇劳则甚，其脉大。血虚而痛，善生惊惕，其脉芤。伤食头痛，痞塞咽酸而畏食。伤酒头痛，恶心眩晕而吐酒。更有偏头风者，在左属风与血虚，在右属痰与气热。雷头风者，或因风邪所客，起块起核；或因痰火上逆，如蝉如雷。真头痛，上引泥丸，死于旦夕。大头痛，肿大如斗，疫气时行。眉棱骨痛，风寒痰热皆得之于头风白屑，木旺凌脾，金来报复。头重者，湿也，痰也，二者皆能郁。头摇者，风也，火也，二者皆主动。用是分别施治，无不得矣。

原于王氏，而损益于梅谷，诵之觉无剩义。

总论头痛治法

子俊曰：头痛者风也。风入于头，闭塞经络，血脉逆而不顺则痛。痛后不发者，内无郁热故也。若内有郁热，则痰涎瘀血凝涩，易于招风，略遇微邪，其头便痛。著于左，则左痛；著于右，则右痛；著于前后，则痛在前后；著于巅顶，则痛在巅顶。病者自以为寒，而用重绵厚帕包裹，医者亦误认为真寒入脑，而用辛温大热解散。殊不知内有郁热，外风束其内热，热气不得发越而痛也，甚则必从空窍而出，多致害眼眼瞎。而风热痰涎瘀血从此而散，痛必自愈。故唐高宗头痛，秦鸣鹤刺头出血而愈者，即此意也。初起用辛温轻清药以散之；稍久，用辛凉轻清药以散之，盖高巅之上，非轻清之味不能到，或臣之以凉血和血，或佐之以清痰降火。气虚者兼补气，血虚者兼补血。再审痛在何经，用引经药一二味足矣。如果真阴虚，火势炎上，方用六味丸壮水之主。如果真阳虚，火不归原，方用八味丸益火之原。又须少带风药一二件，苟无风以入之，惟觉眩运而已，何有作痛耶。若疏散太过而痛甚者，不妨用酸收以降之。至于真头痛者，脑尽痛而手足寒，且青至节，且发夕死，何也？四肢为诸阳之本，脑痛尽而寒至节，则元阳亏败，气血衰极。阴邪直中髓海，其根先绝，非药所愈。书曰：脑为髓海，受邪则死。亦有急灸百会穴，猛进大剂参附而生者。外有因风起痰，因痰发厥，痰厥头痛，手足亦能厥冷，吐出痰涎，其痛渐减，不可误为真头痛，而用参附开其气，助其火，愈增其痛也。

要之头象天，六腑清阳之气，五脏精华之血，皆会于此。谓之元首，言其至尊，不可犯邪，如有所犯，须寻风寻火。盖风喜高，火喜上，性使然也。即痰涎气血，亦因风火而鼓舞。医者徒知攻击肠胃，是诛伐无过矣。犹鸟在高巅之上，必用射而后得也，余故粘风热二字以商同志者。

李念莪心胸胃脘胁腹诸痛辨

《内经》之论心痛，未有不兼五脏为病者，独详于心而略于胸腹，举一以例其余也。心为君主，义不受邪，受邪则本经自病，名真心痛，必死不治。然经有云：邪在心则病心痛，喜悲时眩仆，此言胞络受邪，在腑不在脏也。又云：手少阴之脉动，则病嗌干心痛，渴而欲饮。此言别络受邪，在络不在经也。其络与腑之受邪，皆因怵惕思虑伤神涸血，是以受如持虚。而方论复分九种，曰饮、曰食、曰热、曰冷、曰气、曰血、曰悸、曰虫、曰疰，苟不能遍识病形，将何以为治耶？胃属湿土，列处中焦，为水谷之海，五脏六腑，十二经脉，皆受气于此。壮者邪不能干，怯者著而为病。偏热偏寒，水停食积，皆与真气相薄而痛。肝木相乘为贼邪，肾寒厥逆为微邪。挟他脏而见症，当与心痛相同。但或满，或胀，或呕吐，或不能食，或吞酸，或大便难，或泄泻面浮而黄。本病与客邪必参杂而见也。胸痛即膈痛，其与心痛别者，心痛在歧骨陷处，胸痛则横满胸间也。其与胃脘痛别者，胃脘在心之下，胸痛在心之上也。经曰：南风生于夏。病在心俞，在胸胁。此以胸属心也。肝虚，则胸痛引背胁；肝实，则胸痛不得转侧；此又以胸属肝也。夫胸中实肺家之分野，其言心者，以心之脉从心系却上肺也；其言肝者，以肝之脉贯膈上注肺也。胁痛旧从肝治，不知肝固内舍胠胁，何以异于心肺内舍膺胁哉？若谓肝经所过而痛，何以异于足少阳于心主所过而痛哉？若谓经脉挟邪而痛，何以异于经筋所过而痛者哉？故非审色按脉，熟察各经气变，卒不能万举万当也。且左右肺肝气血阴阳，亦有不可尽拘，而临症者可无详察耶。腹痛分为三部,脐以上痛者为太阴脾;当脐而痛者为少阴肾;少腹痛者为厥阴肝及冲任大小肠。每部各有五贼之变,七情之发,六气之客,五运之邪,至纷至博,苟能辨气血虚实内伤外感而为之调剂,无不切中病情矣。

集众髓以为膏,若士材先生者,可谓损庵之后世子云矣。

附腰痛说

外感腰痛,太阳膀胱受邪也。内伤腰痛,少阴肾水亏渴也。外感为标,内伤为本,而肾与膀胱,相为表里。假令肾水封藏,真气布护,虽有外邪,弗之能害。若房欲太过,耗散真精,肾水亏衰,膀胱安能独足?于是外邪乘虚侵犯太阳,有寒有湿,有风有热,有挫闪,有瘀血,有气滞,有痰饮,皆标也。肾虚,其本也,标急则从标,本重则治本,标本不失,病斯愈矣。

张景岳痛无补法辨

治痛之法,有曰痛无补法者,有曰痛则不通通则不痛者,有曰痛随利减者,人皆传诵,以此为不易之法。凡是痛症,无不执而用之,不知痛而闭者,固可通之。如经云:热结小肠,闭而不通之类是也。痛而泄者,不可通也,如经云:寒客小肠,后泄腹痛之类是也。观王荆公解痛利二字曰:治法云诸痛为实,痛随利减,世俗以利为下也。假令痛在表者,实也;痛在里者,实也;痛在气血者,亦实也。故在表者汗之则愈,在里者下之则愈,在气血者散之行之则愈,岂可概以利为下乎?宜作通字训则可,此说甚善,已得治实之法矣。

然痛症亦有虚实,治法亦有补泻,其辨之之法,不可不详。凡痛而胀闭者多实,不胀不闭者多虚;痛而拒按者为实,可按者为虚;喜寒者多实,受热者多虚;饱而甚者多实,饥而甚者多虚;脉实气粗者多实,脉虚气少者多虚;新病壮年者多实,攻后愈剧者多虚;痛在经者脉多弦大,痛在脏者脉多沉微。必兼脉症而察之,则虚实自有明辨。实者可利,虚者亦可利乎?不当利而利之，则为害不浅。故凡治表虚而痛者，阳不足也，非温经不可。里虚而痛者，阴不足也，非养营不可。上虚而痛者，心脾受伤也，非补中不可。下虚而痛者，脱泄亡阴也，非速救脾肾温补命门不可。夫以温补而治痛者，古人非不多也。惟近代薛立斋、汪石山尤得之。奈何明似丹溪，而亦曰诸痛不可补气，局人意见，岂良法哉。

疾难千般，多兼痛症。是以语必曰疾痛、病痛，然一痛也，而有虚实寒热之殊，补泻温凉之异。职此者可不痛志力学，期无负于疴瘵乃身之意欤。

沈时誉燥论

至真要大论列病机一十九条，而遗于燥者，为其兼乎风热之化，故但言风热，而燥在其中。河间特补此义于原病式中，然义有未悉，故再陈之。夫燥兼风化者，风即燥也。经云：风能胜湿。湿去则燥自生，始因风甚，而燥及于肺，则木气有余。侮所不胜，而金受微邪，复因燥甚，而病及于肝，则木气亢害，承者制之，而金行报复，故筋脉劲强，口噤风痫，皮肤燥屑，收敛急切之病生矣。燥兼热化者，热即火也。易曰：燥万物者，莫熯乎火。始由真阴耗竭，遂致有克金之火，而燥乃成。复以肺金受邪，不能生制火之水，而燥益甚，故消渴善饥，噎膈胃槁，二便闭塞，燥烈枯涸等症生矣。由热生风，由风生燥，燥又生热，循环胜复，至于髓液咸枯，燥非浅患明矣。致燥之因，或遇阳明司天，燥化大行；或久劳于风日之中，频迩于火气之畔，外因也。七情不节，神伤血耗，及大病汗吐下克伐太过，亡其津液，内因也。食味辛热过多，虚劳误投温补，与夫服食家金石之剂发燥，不内外因也。凡此诸因，皆令热极生风，风火相煽，阴中伏火，煎熬津液，而燥症生矣。是以燥在外，皮肤皴揭，疥痒爪枯；燥在中，脾胃干涸，消谷善饥；燥在上，则鼻燥咽焦；燥在下，则便难癃闭。兼热则手足痿，兼风则痛痉作。虚而燥热，必致劳咳；实而燥热，必见颠狂；挟痰食者，终为噎膈等症。治燥之法，当观沸釜之理，以血喻汤，而气喻火也。若火猛汤沸，则当沃薪减焰，不使绝竭，用芩连栀膏，朴硝大黄大苦至寒治标等剂，清降火邪，则血不为衰，而燥不为甚也。若沸久将干，又当添益新水，使能胜火，用地黄门冬，参芪归芍，甘寒甘温，治本之剂，气血双补，则燥得以润，而火有所制也。昔贤云：休治风，休治燥，治得火时风燥了。然则独无寒燥者乎？尝考《医垒元戎》，有五方治燥法云：北方其脉迟，寒燥也，宜温热药治之，如桂附硫黄，良姜巴豆之药，是知燥亦间有兼寒。张景岳论消渴亦云：阳胜固能消阴，阴胜独不能消阳乎？经云：心移寒于肺为肺消，饮一溲二，死不治之症，曾以八味丸、归脾汤治一荐绅得愈。又如大便燥结，有系脏寒则气涩，脏冷则血枯，食少脉微，而为阴结者，宜半硫丸、姜附汤治之。夫消渴秘结，燥症之大，若乃有属于阴寒，海藏非凿说矣。知常处变圆妙无穷，始不愧于司命耳。

燥义方书多阙略不论，详之者自原病式始。顾河间措词，每觉燥涩，兹论不特阐要，而藻润倍之矣。

总论燥症法治

子俊曰：经谓诸涩枯涸，干劲皴揭，皆属于燥。盖涩者，凝滞不通也；涸者，血液枯竭也；干者，不滋润也；劲者，不柔和也；皴揭者，皮肤启裂也。其要专主于肺，而肺有二义。一惟肺无所克，则得其清肃之令。经曰：上焦开发，宣五谷味，充肤泽毛，若雨露之溉。是肺无所克，而得其清肃之令也。若北方之水既亏，则南方之火自旺，火能克金，金失清肃之令，不能溉灌周身，荣养百骸，而燥自生。治宜壮水之主以制阳光，如六味加黄柏、知母、麦冬、元参之类是也。一惟肺有所资，则得其生化之源。经曰：饮食入于胃，游溢精气，上输于脾，脾气散精，上归于肺，肺朝百脉，通调水道。是肺有所资而得其生化之源。若胃气下陷，莫能输脾，脾气懦弱，莫能输肺。肺无生化之源，至令脏腑肌肉不泽，而燥日甚，治宜养脾之精，以滋肺液，如补中益气汤、归脾汤之类是也。然燥又有内外，内燥必大便秘结，外燥必筋强皮裂，而内外之中，又有寒热。内热必大便闭结，坚粪如石，小便赤黄。内寒则大便虽难解，及解而不尽燥硬，小便清长。外热必肌肤潮热，搔之屑起血出，痛楚难当，其人喜冷畏热。外寒则无潮热等症，其人恶寒喜温。人谓燥无寒症，独不思水冷成冰，冬晴久燥，地冻开裂之意哉。

刘宗厚火论

火之为病，其害甚大，其变甚速，其势甚彰，其死甚暴。何者？盖能燔灼焚焰，飞走狂越，销铄于物，莫能御之，游行乎三焦，虚实之两途。故凡动皆属火化，火不妄动，随触而发。夫人在气交之中，多动少静，欲无触发，其可得乎？火一妄行，元气受伤，动之极也，遂与元气不两立。经所谓一水不胜二火之火，出于天造。曰：君火，犹人火也；曰：相火，犹龙火也。经所谓一水不胜五火之火，出自人为。盖大怒则火起于肝；醉饱则火起于胃；房劳则火起于肾；悲哀动中则火起于肺；心为君主，自焚则死。此五志厥阳之火也。又考《内经》病机一十九条，而属火者五，属热者四，可见火热致病甚多。然五志之火，详于河间；君相二火，辨于丹溪，可谓无漏义矣！其见之于症也，上为喘呕吐酸、吐血衄血、气逆膹胀、瞀瘛冒昧、喉痹耳鸣等证。下为暴注下迫、下血溺血、小便淋浊、大便秘结、霍乱转筋等症。或为疮肿痈疽、寒热战栗、躁扰狂越，症见于外。或为悲笑谵妄、惊悸怔忡、骨蒸咳嗽，证发于内。凡诸火邪，不一而足，其形诸脉也，浮而洪数为虚火，沉而实大为实火。见于两寸，为上焦之火，心肺是也。见于两关，为中焦之火，脾胃肝胆是也。见于两尺，为下焦之火，肾与膀胱是也。滑数而举按皆有力，真火也。浮大而重按全无力，假火也。其药之所主也，君火可以湿伏，可以水灭，可以直折，黄连之属，可以制之。相火不可以水湿折，当从其性而伏之，惟黄柏之属可以降之。然黄连泻心火，黄芩泻肺火，芍药泻脾火，柴胡泻肝火，知母泻肾火，此皆苦寒之剂，能泻有余之火耳。若饮食劳倦，内伤元气之火，宜以甘温之剂除之，如参、芪、术、草之属。阳亢阴微，煎熬血液之火，宜以甘寒之剂降之，如麦冬、地黄之属。若左肾真阴失守而炽，则地黄、元参之类，可以壮水而制阳。右肾命门虚弱而火衰，则桂、附、干姜之类，可以消阴益火。胃虚过食冷物，抑遏阳气于脾土之中，则升麻、葛根，可以升散火郁。不明此类，而求治火病，未免实实虚虚之误矣。

条分缕晰，可与丹溪相火论并传。

张戴人三消从火断

八卦之中，离能烜物。五行之中，火能焚物。六气之中，火能消物。故火之为用，燔木则消而为炭，焚土则消而为伏龙肝，炼金则消而为汁，煅石则消而为灰，煮水则消而为汤，煮海则消而为盐，干汞则消而为粉，熬锡则消而为丹。故泽中之潦，涸于炎晖。鼎中之水，干于壮火。

盖五脏心为君火正化，肾为君火对化，三焦为相火正化，胆为相火对化。得其平则烹炼饮食，糟粕去焉。不得其平，则燔灼脏腑，而津液竭焉。故入水之物，无物不长；入火之物，无物不消。夫一身之心火，甚于上为膈膜之消，甚于中为肠胃之消，甚于下为膏液之消，甚于外为肌肉之消。上甚不已，则消及于肺；中甚不已，则消及于脾；下甚不已，则消及于肝肾；四脏皆消尽，则心始自焚而死矣。故《素问》有消瘅、消中、消渴、风消、膈消、肺消之说。消之症不同，归之于火则一也。故消瘅者众[1]消之总名，消中者善饥之通称，消渴者善饮之同谓。惟风消、膈消、肺消三说，不可不分。风消者，二阳之疾，为邪所鼓，格拒贲门，消铄肠胃，水不能咽，口干善渴。经曰：二阳结谓之消。又云：善食而瘦者，食㑊是也。膈消者，金受火邪，善饮数溲或不数溲，变为水肿。经云：心移热于肺，为膈消是也。肺消者，肺外为寒所薄，阳气不施，内为火所燥，亢极水复，故皮肤索泽而辟[2]著，溲溺积湿而频并。上饮半升，下行十合。经曰：心移寒于肺，为肺消。饮一溲二，死不治，是也。膈消不为寒所薄，阳气得宣散于外，为可治。肺消为寒所薄，阳气自溃于中，为不可治。

夫消者必渴，渴亦有三。膏粱之人，必多肥甘之渴，与夫石药之渴。藜藿之人，则惟有燥热之渴而已。故火在上者善渴；火在中者善饥；火在上中者，善渴多饥而数溲；火在中下者，不渴而溲白液；火遍上中下者，饮多而溲数；此其别也。后人断消渴为肾虚水不胜火则是，其药则非，何也？以八味

---

[1]　众：原文为"中"，似"众"更合文义。

[2]　辟：原文为"群"，似"辟"更合文义。辟通襞，衣裙褶皱。辟著，指褶皱明显。

丸治渴，水未能生，而火反助也。惟河间制方立法，甚得《内经》之旨，而世俗不知耳。故消渴一症，调之而不下，则小润小濡，固不能杀炎上之势，下之而不调，亦旋饮旋消，终不能沃膈膜之干。下之调之，而不戒嗜欲，不节喜怒，不减滋味，则病已而复作。能此三者，消渴为不足忧矣。

附乾坤二水义

金沙王氏曰：坎☵乾水也，气也，即小而井，大而海也。兑☱坤水也，形也，即微而露，大而雨也。一阳下陷于二阴为坎，坎以气潜行于万物之中，为受命之根本，故润万物者，莫润乎水。一阴上彻于二阳为兑，兑以形普施于万物之上，为资生之利泽。故说万物者，莫说乎泽。明此二水，而后可治三消。三焦为无形之火，内热烁而津液枯，以五行有形之水制之者，兑泽也，权可也。吾身自有上池真水，亦气也，亦无形也。天一之所生也，以无形之水，沃无形之火。又常而可久者，是为真水火既济，而渴自止矣。

子俊曰：坎之中爻，乾也，阳也，火也，中男也。兑之上爻，坤也，阴也，水也，少女也。阴在上，阳在下，则谓之地天泰，若阳在上，则为否矣。水在上，火在下，则谓之水火既济，若火在上，则未济矣。雨施而物化，取义以成仁，理所同然。然其间有时焉，不得其时，不可以行道。不见夫九二见龙在田，利见大人，非其时乎。故曰：上下无常，非为邪也；进退无恒，非离群也。君子进德修业，欲及时也。知此者，乃可以行道。不然，是犹三消之病，终乎自焚而已。金沙王氏抬高兑卦，反经行权，致远不泥，君子当焉。

总论三消治法

子俊曰：消者善渴善饥。饮食入胃，顷刻消尽，故名曰消。然症有三焦之判，故又曰三消。上消者，心肺病也，大渴引饮，小便频数，舌上赤烈，咽喉如烧。逆调论云：心移热于肺，传为膈消。夫心，火也；肺，金也。金得火而燥，故令膈消。宜生脉散加元参、花粉、黄连、地黄汁、梨汁之类。中消者,脾胃病也,消谷善食,大倍平日,肌瘦便数,渴饮不多。经曰:瘅成为消中。又曰:二阳结谓之消。又曰:大肠移热于胃。善食而瘦,谓之食㑊。夫瘅,热也。二阳,阳明也。手阳明大肠主津,足阳明胃主血。津不足主渴,血不足则饥。中有伏火则善食,脾虚则肉瘦。叔和云:口干饶饮水,多食亦饥虚。宜前方加白虎治之,如大便燥结,暂时开导,以杀火势。下消者,肾脏病也,烦燥引饮,腰腿酸疼,耳轮焦干,髓气内枯。叔和云:焦烦水易亏,宜六味丸主之。名虽不同,一皆火盛水衰,燔灼脏腑,煎熬血液。惟补北方泻南方,除肠胃燥热之势,济心肺津液之衰,使道路散而不结,津液生而不枯,气血利而不涩,则几矣。然而阴阳有升降之殊,五行有胜复之理,其间有补气者,有补火者,不可不察。经曰:饮食入胃,上输于脾,脾气散精,上归于肺,肺朝百脉,下输膀胱,水精四布,五经并行。若虚气下陷,而饮食之精微不能上腾脾肺,脾肺干燥,百脉何由而朝?水精何由而布?纵多饮多食,终不能浇灌脏腑,润泽周身,惟下注而为小便,故小便无度。设有如脂膏之形者,更可验其生气下泄。试观其人,必精神倦怠,举动艰难,或饥而不食,或食而反胀,即有能食者,亦是胃虚引谷自救。若概用滋阴降火之药,则气愈陷,而传为臌胀。若因便多,为下焦虚寒,而用桂附壮火之剂,则火愈盛而发为痈疽,急宜补中益气汤兼生脉散,提起清阳下陷之气,上归脾肺,则消不治而自除。至于小便长,其色清,其味甜,又当补火。洪范曰:稼穑作甘。人凡饮食入胃,火力强健,即化为甘,而升于上。经言:上焦如雾者。乃饮食精微之义,熏而为雾,传变而为骨髓为脂膏,其次为血肉,余之咸者,则为小便。盖咸性顺下,故小便色黄,血之余气也。若命门火衰,不能蒸腐水谷。水谷之气,不能上升脾胃,如釜底无火,锅盖干燥,而渴饮不止。其水谷在胃,未经火力上升,亦下注而为小便,故味甘不变,色清而长也。若经火炼,则小便之色必黄,否则必有混浊矣。即曰:火性湍急。小便亦有清者,然味必不甜,不见夫乳母谷气上泄,则乳汁尽甘。若消渴下泄,必为小便而甜矣。当用附子、肉桂壮其少火,六味地黄益其真阴。真阴益,则阳可降;少火壮,则阴自升。譬之灶底加薪,枯笼蒸溽。昔汉武帝病消,张仲景为处此方,治饮水一斗,小便亦一斗。至圣元关,今犹可想。

杜铜峰淋闭证治

小便不通为闭，滴沥痛者为淋。自严氏有五淋之分。气淋者，小腹满闭，便涩，常有余沥。砂淋者，茎中痛，尿难卒出。膏淋者，尿如脂膏。劳淋者，劳倦即发，痛引气冲。血淋者，遇热即发，甚则溺血，候其鼻色黄者，小便难也。五者多因心肾不交，积蕴热毒，或酒后房劳，或饮食燥热，七情郁结，以致癃闭、淋闭，皆一类也。至东垣论肺为生水之源，肾为主液之脏。若淋而口渴，身热脉数者，为肺外感邪热，失其降下之令，为气分之症，宜以轻清淡味渗泄无形等剂渗热。若无口渴身热之候，为血分之症，宜以味厚纯阴滋补有形等药助肾。愚按严氏之意，乃以肾与膀胱本病论之。东垣之辨，是指他病本病二者而言。他病者，以共不因肾与膀胱之病也，故有肺受邪热之症，亦有肺患喘嗽，与夫脾病胀满淋闭，及水泄小便涩少者，皆为他病致淋。故丹溪有隔二隔三之论也，是知淋闭之症，主于心肾，而实关于脾肺也。且膀胱之腑，有下口，无上口。得饮食升腾之气，乃施渗泄之令，气化则能出也。苟或气血偏浊，遂成淋闭，气浊则为湿热，血浊则为燥热，湿热者药分轻重，燥热者治则标本。如泽泻、猪苓等，乃渗泄湿热之轻剂也；如黑丑、大戟等，乃泻利湿热之重剂也。如芩、连、栀、柏等，乃泻火标药也；如牛膝、兔丝、知母、黄柏、四物、补阴丸等，乃滋阴降火本药也。以上标本轻重之剂，皆为降利，既知有可降而得之，必知有可升而得之者也。所以淋病，有久服渗泄苦寒，正气虚而下陷愈郁为淋者，又当加以升、柴提之。有中气虚弱，不能化清浊而淋者，宜以补气之药，加木通、栀子。有因血虚而气不能升者，盖血为气配，血虚则气亦虚，而渗泄之令不行，宜补血加升提。又有禀受甚壮，酒色过度，寡欲无类之人，以升、柴、甘草煎汤探吐。及有湿痰积于胸膈，脉见弦滑，证见痞闷者，乃因上窍闭而不通也，宜以二陈加香附、木香探吐，次用栀子、木通调之。昔贤以滴水器为喻是也，愚按造化之理，阳无阴不化，阴无阳不行。非升不能降，非降不能升，故吐者，升之法也。渗泄者，降之法也。湿热轻重之剂者，阳分气药也。燥热标本之剂者，阴分血药也。或升降同用，或气血兼加，但血分之病，不可偏施渗泄，恐反耗其津液，以致虚而益燥，惟稍用肺药，通子母相生之情。若血分之淋，不可纯用沉寒，恐更凝滞其生化，以致郁而愈淋，惟稍用益智、茴香辛润行气等药，令气化得渗泄而出。今人见用温药，遂疑淋有冷症，盖不知此气郁，从治之法耳。外有仆伤，及服温补燥涩太过，致血燥污，及妇人经水不通，血积为瘕，并能作淋，则必小腹满痛或手不可近，以桃仁等破之。又有产妇为收产者损胞，致小便淋沥不断，其症必无痛涩，但满而不自觉，或觉而不痛是也，别当大补气血。若大小便俱闭，上为呕吐者，世称关格，最难调治。经云：不得尽命而死也。丹溪云：淋虽有五，皆主于热。此固一说。然房劳老弱之人，丹田有寒，多有是疾，安可例用凉渗？夫气为水母，元气足则运化有常。经云：云雾不精。则上应白雾不下。又云：气化则能出矣。故塞因塞用之法淋癃家之急务也。

王损庵精浊论

溺与精所出之道不同。淋病在溺道，故纲目列之肝胆部。浊病在精道，故纲目列之肾膀胱部。今患浊者，虽便时茎中如刀割火灼，而溺自清，惟窍端时有秽物，如疮之有脓，目之有眵，淋涩不断。初与便溺不相混淆，至易辨也。每见时医以淋法治之，五苓、八正，杂投不已，因而致剧者，不可胜数，余每正之，其余尚难以户说也。盖由精败而腐者什九，由湿热流注与虚者什一。或云昔人以赤浊为心虚有热，由思虑而得之。白浊为肾虚有寒，因嗜欲而得之。何《原病式》以二浊均属于热？丹溪亦云湿热有痰，子能与我折中乎？曰：辨古今之得失，必以《内经》证之。自巢氏《病原论》曰：白浊者，由劳伤肾气虚冷，历代宗说无异词，不惟白浊之理未明，而所治之法亦误。不思《内经》并无白浊之名，惟言思想无穷，入房太甚，发为白淫。与脾移热于肾出白，少阳在泉，客胜则溲白，此白浊之原也。《原病式》因举《内经》：诸病水液浑浊，皆属于热。言天气热则水浑，寒则清洁。又言水体清，火体浊。正如清水为汤，则自然白浊也。可谓发前圣之旨，正千载之误，而不读其书者，犹未尽知也。丹溪则以湿热痰虚并言，然虚寒者不可谓尽无，但热多寒少耳。故《灵枢》有中气不足，溲便为变之语，是当先补中气以升举之，而后分其脏腑气血以施治之。设肾气虚甚，或火邪亢极者，亦不宜峻用苦寒，必反佐治之，要在权衡轻重而已。

附精浊便浊之别

愚按吴氏曰：精浊与便浊不同。便浊是便溺浑浊，即五淋之膏淋也，乃是胃中湿热渗入膀胱，与肾经绝无相干。精浊则牵丝粘腻，虽不便溺，亦自有之，此是肾水不足，淫火易动，精离其位，故令渐渍而出耳。治之者宜滋肾清心，健脾固脱。盖精浊虽肾之液，而所以精浊者，心为之也。天君一动，则真精走矣，能正其心，乃吾身之大丹也。又考《千金方》治遗精便浊凡九方，而用韭子者居其半。夫韭子辛热，何思邈取之深也。盖用以治便浊者，取其辛热之气，能燔湿土，使蒸溽上行而不下，釜底加薪之治。益火之原，以消阴翳也。用以治遗精者，取其辛热之气，能壮真阳。使之涵乎阴精而不漏，乃益土防水之法，卫外而为固也。凡此不传之秘，可与知者道耳。

万密斋班疹蚊迹辨

斑疹之症，布在方册者。或谓心为斑脾为疹，或谓胃为斑者何也？经曰：少阴所至为疡疹。少阴者，心与肾也。心配离，离中之阴，己土也。丁己同生于西。西者，肺金帝旺也。肾配坎，坎中之阳，戊土也。戊癸化火，而生于寅。寅者，三焦火长生也。斑隐隐在于皮肤中，大者成片，小者状如蚊蚤所咬，点点赤色。疹则成颗粒，见于皮肤之外，如疥子然，有形可摸，俗名麻子者是也。斑之方萌，又与蚊迹相类。发斑多见于胸腹，病人昏愦，先红后赤者是也，伤寒热病多有之。蚊迹只在于手足，病人安静，先红后黄者是也，内伤热病多有之。此二症发斑，人常有之，非由胎毒，乃时行热症也。至于疹子，则与痘疮相似，彼此传染，但发过不再作也。乃心移热于脾，脾移热于肺，发而为疹。凡病疹者必咳嗽，火刑肺也。丁心火，己脾土，辛肺金，皆隶于西，造化之理同一位。谓疹为心者，语其本也；谓疹为脾者，语其标也。语心脾，而肺在其中矣。肾主二阴，司开阖，三焦之火亢甚，妻从夫化，合于胃而为斑。凡病斑者，必自利，或大便结燥也。癸肾水，戊胃土，与寅三焦相火同位者，亦造化之理。语三焦而心在其中矣。盖发斑见于胸腹者，三焦之位也，蚊迹见于手足者，胃主四肢也。疹者，母传子也，斑者，妻从夫也，知造化之理，而治斑疹不难也。

医理信述卷五终　　管作霖刊　柯琳校

医理信述卷六目录

黄岩夏子俊云颖纂辑　裔孙贡河疏九校录

徐用诚痰论

痰之为病，仲景论"四饮六证"，无择叙"内外三因"，俱为切当。盖四饮，则叙因痰而显诸症者；三因，则论因有所伤而成痰者也。惟王隐君论"人之诸疾，悉出于痰"。此发前人所未论，可谓深识痰之情状，而得其奥者矣。制滚痰丸一方，总治斯痰，固为简便，较之景仲无择，有表里内外，而分汗下温利之法，则疏阔矣，况又有虚实寒热之不同者哉。

夫痰病之原，有因热而生痰者，热则熏蒸津液而成痰；亦有因痰而生热者，痰则阻碍气道而生热。有因风寒火湿而得者，有因惊而得者，有因气而得者，有因酒饮而得者，有因食积而得者，有脾虚不能运化而生者，有肾虚水泛为痰者。

风痰多成中风瘫痪奇证，寒痰多成冷痹骨痛，火痰多烦热喘嗽，湿痰多倦怠嗜卧，惊痰多成心痛颠痫，气痰多成胸满臌胀，酒痰多成呕吐泄泻，饮痰多成胁痛臂痛，食积痰多成癖块痞满。

脾虚之痰，因劳倦伤脾，痰清食少；肾虚之痰，因房劳伤肾，痰冷昏晕。然亦有痰冷而属热者，其为病状，种种难名。王隐君论中颇为详尽，学者当察其病形脉症，则知所挟之邪，随其表里上下空实以治也。

若夫子和谓：饮无补法，必当去水。故用汗吐下之三法，治人常愈。又论：热药治痰之误，固为精切，然亦有挟寒挟虚之证，不可不论。夫久痰凝结，胶固不通，状若寒凝，不用温药引导，必有拒格之患，况有风寒外束，痰气内郁者，不用温散，亦何以开郁行滞也。

又有气血虚乏之人，痰客中焦，闭塞清道，以致四肢百骸，发为诸病，理宜导去痰滞，或当补泻兼行，又难拘乎子和之三法也。大凡病久淹延，卒不便死者，多因食积痰饮所致，何以故？盖胃气亦赖痰积所养，饮食虽少，胃气卒不便虚故也。亦有治痰用峻利过多，则脾气愈虚，津液不运，痰反生而愈盛，法当补脾胃，清中气，则痰自然运下，此乃治本之法，世谓医中之王道者是也。

病而至于怪异百出，证不可凭，脉不可据，莫能测其端倪者，多属于痰。夫痰亦浊液凝聚耳，非有神祟凭之而然也，抑何若是其甚耶，盖尝思之，纵横表里，固由于痰而发纵指示，必有一物，一物者何？气是也。严氏云：人之气道贵乎顺，顺则津液流通，决无痰饮之患。

故气或郁结不化，从而为聚伏之痰。气或散乱失常，从而为游走之痰。蔽于心，则颠痫谵妄；乘于肺，则喘咳有声；困于脾，则食少濡泄；注于肝，则胁痛善怒；流于肾，则遗精便浊。

乃至厥症之风痰，瘵症之血痰，膨胀之痰饮，噎膈之痰火，即王隐君论中所载"一条如线，二气交纽"等状，犹有未尽者。何莫非痰之为怪，亦何莫非气之为怪也。先哲但云：治痰理脾，亦为未得。余谓：当兼理肺脾之气，或顺其气而使痰不能聚，或培其气而使痰无由生。

盖脾为生痰之原，坤象也；肺为贮痰之气，乾象也。脾气散精，上归于肺，肺调水道，下输膀胱，上下合节，谓之气交，即易之泰也。泰则天清地宁，灾异不起，交则水升火降，痰怪不作。是以良相调元，良医调气，而治平如指诸掌。

杜铜峰论痰气痰火以寒热异名

痰者，古论因之于气，以为冷则生气，气滞生痰，药用丁、沉、姜、桂、南、半辛燥之属。及河间丹溪，一云五火过极，一云温热痰火。虽用橘、半、二术，必兼芩连栀膏，二者不同，后贤未辨。

愚按痰气痰火，各有所谓，难以偏废。且人之有生，气与血也。营卫周流，如环无端。若血气失其度，脏腑失其传，以致上焦不和，中焦不化，下焦不渗，清阳不升，浊气不降。故痰生于脾湿，而因于气滞，必本于饮食，而多逆于七情。

夫人于饮食七情，犹鱼在水，不可得而无也；或先伤于饮食，则正气必至于郁结；或先伤于七情，则饮食必致于停滞。九气本为虚象，饮食系于实迹，虚实两端，合成痰症，然有因冷因热之异，故分痰气痰火之名。

如口吃寒物，身犯寒气，及贫人藜藿淡食，忧思悲结，阴静不伸之气，暴郁未久之痰，乃中焦湿滞，肺气沉郁。渗下则为寒湿，上升则为痰气，其症则疼痛、呕吐、胸满、噎膈不利，为有形等病。所以上古以痰为冷气者，止论见痰之阴症也，苟非辛温开郁，痰气何由而行。

如饮食厚味，天禀血热体瘦之人，及性急多怒，浮躁惊狂，阳动之体者，乃中焦不清，肺气炎逼，渗下则为湿热，上升则为痰火，其症则咳嗽喘、动摇、惊悸、颠妄，为无形等疾。所以河间丹溪，每论百病皆为火者，可谓得痰之阳症也。安得不从开郁降火，润燥抑肝之法乎？

故初为痰气，宜以辛温；久为痰火，当以润燥。否则气郁生热，热久为燥。燥者肺受火邪，得炎上之化。有升无降，熏蒸清道，痰火既盛，必致伤血而成痨瘵矣。

外有三因论痰，内外分治之法。愚谓既已成痰，惟当止以痰为论。不必兼究其因。且如外因痰症之方，而用小青龙汤。观其药品，则知非为外因生痰而立，实为外因挟痰而设。

因其邪气外束，内气逼迫，或鼓击人身之常涎，或冲动内积之病痰，盖先有诸内，而后形之外也。是以痰乃屡伤九气而成，又必重伤九气而作。因暴病而有痰者，是气使其痰也。治气为急，宜施以气胜气之法。因屡病而有气者，是痰使其气也。治痰为急，当从虚实冷热之分，故曰"气者痰之母也"。

因名别实得未曾有

子俊曰：痰系津液所化。善治痰者，不治痰而治津液。务使津液不变为痰，而为气血，治痰之能事毕矣。世人目不识症，动曰怪病皆属于痰。又曰百病皆生于痰。检方书化痰之方，搜药性化痰之药。千方一律，至死不悟。

孰知桂、附、干姜，化寒痰也；芩、连、黄柏，化热痰也；四物汤，化血虚生痰；四君子汤，化气虚生痰；六味丸，化水衰火旺之痰；八味丸，化火虚水泛之痰；生脉散，化胸膈干燥之痰；益气汤，化升清降浊之痰。此皆不治痰而痰自治也，聊举数端，以为治痰者戒。

张会卿咳嗽论

咳症必由于肺，而《内经》则曰：五脏六腑皆令人咳，是不独在肺矣。盖咳有内伤外感之分，故自肺而传及五脏者有之，自五脏而传及肺者亦有之。如风寒暑湿伤于外，则必先中于皮毛，皮毛为肺之合，而受邪不解，此则自肺而后传于诸脏也。

劳欲情志伤于内，则脏气受伤，先由阴分而病及上焦，此则自诸脏而后传于肺也。但自表而入者，其病尚在阳，故必自表而出之，治法宜辛宜温，求其属而散去外邪，则肺气清而咳自愈矣。自内而生者，伤其阴也。阴虚于下，则阳浮于上。水涸金枯，则肺苦于燥，肺燥则痒，痒则咳不能已。治此者宜甘以养阴，润以养肺，使水壮气复，而肺自宁也。

大法治表邪者，药不宜静，静则流连不解，久必变生他病，故最忌寒凉收敛之剂。如五脏生成篇所谓：肺欲辛者，此也。治里证者，药不宜动，动则虚火不宁，真阴不复，燥痒愈增，病必日甚，故最忌辛香助阳等剂。如宣明五气篇所谓：辛走气，气病无多食辛者，此也。

然治表者虽宜动以散邪，若形病俱虚者，又当补中气，而佐以和解。倘专于发散，恐肺气益弱，腠理益疏，邪乘虚入，病反增剧也。治里者虽宜以静养阴，若命门火衰，不能归原，则参、芪、桂、附在所必用。否则气不化水，终无补于阴也。至若因于火者宜清，因于湿者宜利，因痰者消之，因气者理之。

虽方书所载条目极多，求其病本，则惟风寒劳损，二者居其八九。风寒者责在阳实，劳损者责在阴虚，此咳证之纲领。其他治标之法，亦不过随其所见之症调之而已。至于老人之久嗽，则元气既虚，本难全愈，多宜温养脾肺，或兼治标，但保其不致赢困，则善矣。若求奇效而必欲攻之，则非计之得也，观者详之。

　　尝考《内经》有五脏六腑之咳，《千金方》有十咳即五脏咳及胆咳、厥阴咳，而益以风咳、寒咳、火咳之名。戴人有六气之咳风、寒、暑、湿、燥、火，无择有三因之咳外因即六气之咳；内因即五脏六腑之咳；不内外因者，乃房劳伤肾，饥饱伤脾，疲极伤肝，叫呼伤肺，劳神伤心是也。又有五志之咳即喜、怒、忧、思、恐，各伤其本脏而咳也，四时之咳丹溪云：咳嗽，春是春升之气，夏是火炎上，秋是湿热伤肺，冬是风寒外束。名虽多种，究不外于外感内伤，研核诸家，而复念诵景岳此论，治咳之能事毕矣。

陆履坦咳嗽别论

　　夫痰之变症甚繁，不独痰与饮尽之，即咳与嗽亦痰中之一端也。然咳与嗽分而言之，嗽为在脾，咳为在肺，合而言之，总归于心。何也？肺主气，声之所从出也；脾主湿，痰之所由藏也；心主热，火之所自生也。火克金，而肺之所属者金，心火不甚，则肺无所伤，甚则必伤于肺。肺受火邪则热，热则气阻，不能不发而为声，是以咳也。火生土，而脾之所属者土，心火不甚，则脾得所养，甚则必伤于脾，脾有所留饮，必从火化，不能不变而为痰，是以嗽也。

　　然则二者各自为病与？非也。肺与脾迭相为用，而又互相为害也。使肺不受热，则化气自清，亦可以利脾，而何至于生痰。脾不受热，则游溢精气，自足以滋肺，而何至于成咳。此肺与脾之迭相为用者也。今肺家受热，则气已壅盛，而下流于脾，其能以不作痰乎？脾家受热，则痰随火升，而闭塞肺脘，其容以不发咳乎？此肺与脾之互相为害也。

　　由是观之，则肺脾虽分二经，咳嗽总归一病，病之所成，皆心火之所为也。虽然，心火果能咳嗽矣。而亦有外因所致者，如风、寒、暑、热种种不同，岂皆归咎于心乎？殊不知始之者风寒暑湿也，而成之者火也，内外交攻，病安可以一端求也。此但论夫咳嗽之由耳，而咳嗽之名非一也。

　　咳嗽而归重脾肺，举世能道之，此独以心为主，脾肺为宾，立论出人意表，按沈明生，陆履坦之高弟也，履坦等身著述，湮于无嗣，斯篇系师徒亲相授受，明生谓三复名言，不自知涕陨，而蒋仪用载之于《金沙王氏集》中，何哉。

总论咳嗽治法

子俊曰：咳嗽为痰之一症，而痰又为咳嗽之显症。《内经》五脏六腑皆有咳，不专主肺。然肺居上，为脏腑之华盖，统领周身之气，司呼吸，发声音，故咳嗽者，独归罪于肺也。

会卿以内伤外感为咳嗽之纲领，可谓要言不烦，愚请申其义。夫外感咳嗽有二，曰风寒，曰风热。肺开窍于鼻，风邪从鼻而入，阻碍清道，则鼻塞声重，咳嗽清涕。肺主皮毛，故恶寒发热。若兼太阳，又加头痛，此为风寒咳嗽，宜用温散利肺之药，如苏、前、姜、葱、橘、杏、甘、桔之类。若外受风寒，内有郁火，风火相搏，变为风热，又宜加辛凉润肺之药，如荆芥、干葛、元参、花粉之类。

内伤咳嗽亦有二，曰阳虚，曰阴虚。阳虚者，肺家元气自虚也，无风而恶风，不寒而怯寒，形神倦怠，懒言自汗，日重夜轻，而绝无燥热之状，宜四君加枣仁、黄芪、陈皮、半夏以补之。阴虚者肺燥，而火乘金位也，肺性喜润而反燥，火因水亏而克金，口渴、咽干、潮热、盗汗，夜重日轻，而偏喜寒凉之味，宜生脉散，加生地、知母、青黛、茯苓以润之。

总而言之，外感咳嗽，其病暴，必顿嗽而有时；内伤咳嗽，必徐嗽而不止。外感而兼内伤者有之，内伤而兼外感者亦有之。外感风寒，留而不已，必至内伤阳虚，为泄泻，为胀满。外感风热留而不已，必至内伤阴虚，为喉痹，为音哑。内外阴阳之间，各有轻重缓急之宜，司命者知之。

王肯堂辨喘为火盛非气盛

喘病之源，自巢氏称肺主气为阳，气之所行，通荣脏腑，故气有余，俱入于肺为喘息。至严氏谓：人之五脏，皆有上气，而肺为之总。由其居于五脏之上，而为华盖，喜清虚，恶窒碍。或调摄失宜，六淫外感，七情内伤，肺气胀满，郁而生痰，脾胃俱虚，皆能令人发喘。治之之法，外邪则祛散之，气郁则调用之，脾胃虚则温理之。

《圣济方》又云：呼随阳出，气于是升；吸随阴入，气于是降，一升一降，阴阳乃和。所谓上气者，气上而不下，升而不降，膈中痞满，气道奔迫，喘息有音是也。本于肺虚有邪，肺叶胀举，诸脏又上冲而壅遏，故有此候。历代诸家，以此调气为至当，无复他论。及观《原病式》，以喘病叙于热淫条下，谓"阳主急数故热，则息数气粗为喘"，较其言，实胜巢氏。

盖阴阳各以对待指之，形与气对，则形为阴，气为阳；寒与热对，则寒为阴，热为阳；升与降对，则降为阴，升为阳；动与静对，则静为阴，动为阳。

巢氏不分一气中，有阴阳、寒热、升降、动静备于其间，一皆以阳为说，致后人止知调气者，调其阳而已。今刘氏五运所主病机，则是一气变动而分者也。一气根于身中，而神居之，以主阴阳动静之机。动而清静，而生化治，动而烦扰，则苛病作。病机十九条统领五运六气之大纲，谓"诸喘皆属于上"，又谓"诸逆冲上，皆属于火"。王注云：上乃上焦气也，炎热薄烁，心之气也；承热分化，肺之气也。故河间叙喘在热淫条下，得其旨矣。

余考《内经》诸篇，有言喘喝，喘息，喘逆，喘嗽，喘呕，名虽不一，非热有微甚，即邪有相从。惟仲景《伤寒论》中诸喘症者，皆因其邪动之机，方药务在不失机宜。若夫后代集证类方者，不过从巢严之说而已。独王海藏辨华佗"肺气盛为喘""活人气有余则喘"二语云：气盛当作气衰，有余当作不足。若肺气果盛果有余，则清肃之令下行，岂复为喘？以其火入于肺，炎烁真气，衰与不足而为喘焉，所言盛有余者，非肺气也，肺中之火也。此语高出前辈，发千古之所未发，惜乎犹有未尽此下有五脏火邪一段，因不切于要，故以复庵之说补之。故戴氏云：有痰喘者，凡喘便有痰声；有气虚喘者，呼吸急促而无痰声；有胃虚喘者，抬肩撷肚，喘而不休；有火炎上喘者，乍进乍退，得食则减，食已复作，大概胃中有实火，膈上有稠痰，得食坠下稠痰，喘即止，稍久食已入胃，反助其火，痰再升上，喘反大作，俗以为胃虚，而治以燥热之药，以火济火也。余如风寒水气诸喘，各从其类治之，肺清而喘自止矣。

附喘哮短气逆气少气息贲辨

经云：出入废，则神机化灭，升降息，则气立孤危。又云：一息不运，则机缄穷；一毫不续，则穹壤判。此言阴阳之理，贵乎往来不穷，乃成生生妙用。然所赖以升降出入者，气为之也。人身诸气，皆统于肺，其体清虚，有邪有滞，则出入不利。其用乾健，少气少血，则升降无资。

故喘逆诸症，别之宜悉。喘者，促气急，喝喝痰声，张口抬肩，摇身撷肚，如上所论是也。哮者，与喘相类，但不似喘开口出气之多，《圣济总录》名为呷嗽是也。以胸中多痰，结于喉间，与气相击，随其呼吸，有呀呷之声。呷者口开，呀者口闭，开口闭口，尽有声音，呀呷二音，合成哮字。

得之咸酸太过，积热胶痰，痰去则声稍息。若不节口，则胸中未尽之痰，得新味相结，哮又作矣，治之以吐痰为主。又有遇冷则发者，或中外皆寒，宜东垣参苏温肺饮之类。或寒包热，宜仲景越婢加半夏等汤。一发于八九月未寒之时，先用大承气下之，至冬无热可包，自不发矣。

短气者，呼吸虽急而不接续，似喘而无痰声，亦不摇肩，似呻吟而无痛楚，有若气上冲，实非气上冲。气食阻者泻之，元气虚者补之。逆气者，但气上奔急，肺壅而不下，若有不能呼吸之状，与短气异也，治法惟当顺气。少气者，气少不足以言，即经所谓"言而微，终日乃复言者，此夺气也"。短气犹有属实，少气惟当补虚而已。息贲者，五积中之肺积也，喘急奔迫，由于积聚，亦名息积，当审寒热虚实治之，不可拘于五积丸。

凡此诸症，皆在肺经分野，则治之亦宜在肺。然属实者，无庸更议，属虚者，又应变通。或土虚不能生金，则治在脾，而中枢默运；或肾虚不能纳气，则治在肾，而北门有锁，皆以气味厚药，实其中下二焦，不得泥夫壅逆之候，束手逡巡[1]也。

---

[1] 逡 qūn 巡：因顾虑而徘徊不前。

阐要编哕逆咳逆干呕呕吐五证辨

哕逆者，哕而气逆也。俗所谓发呃、吃逆、吃忒，总当名哕者也。咳逆者，咳而气逆也，咳嗽之咳也。干呕者，空呕也，声出而物不出也。呕者，声物兼出也。吐者，物出而声不出也。此数者，方书每混论无别，何以辨之？《灵枢》曰：胃有故寒气，与新谷气俱还入胃，新故相乱，真邪相攻，气并相逆，复出于胃，故为哕。《素问》云：病深者其声哕。《伤寒论》有食谷者哕，有饮水、火劫、失下、妄下诸逆治者，致病深而哕，盖指俗称发呃而吃吃然有声者为哕也。《千金方》为咳逆为哕逆之名非矣。《素问》云：岁金太过，有病咳逆；少阳司天，初之气，二之气，俱有病咳逆；又金郁之发，民病咳逆。盖皆论肺金及火为病，分明指咳嗽之咳，而气逆者为咳逆耳，乌得与哕逆紊乎？

仲景《伤寒论》称咳逆者，仅见于辨脉、平脉二篇。至《金匮要略》称咳逆者叠出，可略举而证也，曰：病咳逆之脉，何以知为肺痈，寸口脉微而数，微则多风，数则为热。且云：风伤皮毛，合于肺则咳。又曰：咳逆上气，时时吐浊，但坐不得眠，皂荚丸主之。又肺痈胸满，一身浮肿，咳逆上气，喘鸣迫塞，泻肺汤主之。又曰：咳逆倚息不得卧，小青龙汤主之，凡此皆咳而气逆为病也。须知论咳，而或曰咳，或曰咳逆，同一咳症而已。兼以逆字言者，不过因咳而气上逆耳。是即吐哕呕有曰喘逆、吐逆、明哕逆、呕逆之类耳。《明理论》以辨脉篇，咳逆脉散者，入于咳冷之条，而哕自为一类，谓哕则吃吃然有声者，斯皆合仲景旨矣。

奈何论声则是，论名则非，故又曰：哕者，咳逆是也，附和《千金》之说，强合二证为一名矣，由是后世呼吃逆、吃忒为咳逆者纷纷。王安道既知咳嗽之咳逆，又认有吃忒之咳逆，胡亦蹈俗呼之弊耶。由昧于哕耳，谓干呕乃哕之微，哕乃干呕之甚。干呕者，其声轻小而短；哕者，其声重大而长。二者虽有微甚之分，盖一证也。安道此说强分一证为二名矣，干呕虽甚，岂可变名为哕哉？若视干呕为病轻，哕为病重，遂断声有轻重、大小、短长，以干呕甚为哕。因引《素问》"病深者其声哕"之句，以证哕病重于干呕。不思人病重时每有作吃忒声者，非病深而哕者乎？反以干呕之甚者名哕，不免以吃忒之当名哕者为咳逆矣。欲辨昔人之非，得无转相紊乱乎？或曰：子以安道为非，然《要略》有云：干呕哕，有手足厥者，橘皮汤主之。岂非干呕哕乃同类之一证，故合言之也耶？余曰：吁嗟！此正因干呕且哕，二症并见，故互言也。若然，则所谓干呕，吐逆，吐涎沫，用半夏干姜散者，亦干呕与吐逆并言也，亦可视为同类之一症哉？安道之论哕与咳逆，余虽未能从，若夫干呕呕吐之辨，则信为千古定论也。其曰：呕兼声物，故于无物而声空鸣者，乃谓之干，干者空也。至于吐则必有物矣，其可谓之干乎？仲景于呕字上加一干字，所以别夫呕为声物俱出也。又仲景尝言欲呕矣，欲吐矣，未尝表欲呕欲哕也。

夫欲之为义，将出未出而预觉者，惟有形之物则然，无形之声则不然也。呕与吐主物言，故可谓之欲，干呕与哕主声言，故不可谓之欲，发明声物并出为呕，物之独出谓吐，声之独出为干呕，声独出而吃忒，作声为哕逆，咳嗽而上逆谓咳逆，孰能易其言哉？

字识力，字字苦心，读者毋草率看过。

赵云居推广洁古三焦呕吐义

夫阴阳气血，随处有定分，独脾胃得之，则法天地人，而三才之道备。故胃有上中下三脘，上脘法天为阳，下脘法地为阴，中脘发气交之分，阳清而阴浊。故阳所司者气，阴所司者血。然阳中亦有阴，阴中亦有阳，于是上脘气多血少，则体乾道之变化，动也；下脘血多气少，则体坤道之资生，静也；中脘气血相半，则运上下，司动静，理阴阳者也。

物之入胃，各以类聚，水饮者，物之清，谷食者，物之浊。然清中有浊，浊中有清。故饮之清者，必先上输于司气之肺，而后四布为津为液；清中之浊者，则下输膀胱，而后为便为溺。食之清者，亦必先淫精于司血之心肝，以养筋骨经脉，变化营卫，流注百骸；浊中之浊者，则自下脘变糟粕，传送大肠出焉。

若邪在上脘之阳，则气停，气停则水积。故饮之清浊混乱，则为痰，为饮，为涎，为唾，变而成呕。邪在下脘之阴，则血滞，血滞则谷不消，故食之清浊不分，而为噎塞，为痞满，为痛，为胀，变而成吐。邪在中脘者，必兼二脘之病，是故呕从气病，法天之阳动而有声，与饮俱出，犹雷震必雨施也。吐从血病，法地之阴而无声，食自涌出，犹泽满则水溢也。

气血俱病，法阴阳之气，呕吐并作，饮食皆出，犹天地灾怪，暴风疾南，山崩泉涌之象也。然在上脘，非不吐食也，设阳中之阴亦病，则食入即吐，不得纳于胃也。非若中脘之食已而复吐，下脘之食久而方出也。其在下脘，非不呕也，设阴中之阳亦病，则呕与吐齐作，然呕少于吐，不若上脘之呕多于吐也。

虞天民噎膈反胃本于阴枯阳结

噎膈反胃，多因于内伤。忧郁失志，及恣意酒食，纵情劳欲，以致阳气内结，阴血内枯而成也。经曰：三阳结谓之隔[1]。三阳者手太阳小肠，手阳明大肠，足太阳膀胱也。盖小肠热结，则小水短少，而火气不泄；大肠热结，则大解不利，而郁热难除；膀胱热结，则津液不充，而道路塞涩。三阳并结，则前后之气不行。下既不行，则邪火上逆。火上逆，则痰涎愈生，痰涎生则往来之气愈阻，而呕吐噎膈之证起矣。

且也重伤之以七情，更感之以六气，或不戒炙煿肥腻之物，或妄投辛香燥热之剂，遂致邪火愈炽，津液愈枯，痰涎愈结，病情愈深，岂易疗哉？须分上中下三焦以治之。夫咽嗌梗塞，气不顺利，水饮可行，食物难入，其槁在吸门，名之曰膈。其或食下，而胃脘痛作，烦闷不安，须臾吐出，食出而安，其槁在贲门，名之曰噎，二者属上焦。其或食虽可下，良久复出，其槁在幽门，名曰反胃，亦名胃反，此属中焦。其或朝食暮吐，暮食朝吐，所出完谷，小便赤，大便硬，或如羊屎，其槁在阑门，亦名翻胃，此属下焦。然壮者犹或可治，当用透膈疏气、化痰清火、健胃和脾之剂。

经又曰：噎膈多生于血干，反胃亦生于脾弱。东垣曰：脾，阴也，血，亦

---

[1] 隔：原文为"膈"，今参《黄帝内经》改。

阴也。阴主静，内外两静，则脏腑之火，何由而生。金水二脏有养，阴血自生，肠胃津液传化合宜，何噎膈之有哉？

附内观静养说

善夫张鸡峰之论噎膈也，其言曰：此症自神思间病，须内观静养乃始获安。盖百病之因，多兼六淫而成，噎膈则惟以七情所致。由于饮食者亦间有之，故云神思间病。治之之法，非无开胃止吐，养阴润燥之方。然病在神思，则治亦在神思，所谓心病还须心药也。

内者，外之对，此症向来事外忘内，未尝收摄吾心，或为利锁萦缠，或为名缰驰骛，或飘泊欲海，或沉湎酒乡，以致五脏空虚气无所主，食不能入，入亦反出。若不垂帘返照，及忙里偷闲，浓中着淡，何由屏绝诸魔？然以眼观内，则眼虽闭而神或驰外，以心观内，则心有定而眼可不闭，夫是之谓内观。

静者，动之对，此症素因多动少静，不能恬逸吾心。非见诱于大喜盛怒，而伤情伤肝，即被牵于劳思过恐，而伤脾伤肾。以致五火丛起，血无由生，胃脘干枯，大便结燥。今当一切排遣，物来始应，物过不留，务期安养休息。故强制其形，即地僻山深，只称迹隐，宁静其志，虽车轰马骤，亦自心清，夫是之谓静养，能此二端，则膈者自通，而饮食进，逆者自顺，而呕吐止，燥者自润，而阴血生，结者自开，而二便利，其亦贤于杵头糠蛇腹鼠之类远矣。

王节斋论发热诸证不同

发热症，类伤寒者数种，治各不同，外感内伤，乃大关键。仲景论伤寒伤风，此外感也，因风寒感于外，自表入里，故宜发表以解散之，此麻黄桂枝之义也。以其感于冬春之时，寒冷之日，即时发病，故谓之伤寒，而药用辛热以胜寒。若时非寒冷，则药当变矣。如春温之月，则当变以辛凉之药；夏暑之月，则当变以甘苦寒之药。故云冬伤于寒，不即病者，至春变温，至夏变热。而其治法，亦必因时而有异也。

又有一种冬温之病，谓之非其时而有其气。盖冬寒时也，而反病温焉。此天时不正，阳气反泄，用药不可温热。又有一种时行寒疫，却在温煖之时，时本温煖，而寒反为病，此亦天时不正，阴气反逆，用药不可寒凉。又有一种天行温疫热病，多发于春夏之间，沿门合境相同者，此天地之疠气，当随时令参运气而施治，宜河间辛凉甘苦寒之药，以清热解毒。以上诸症，皆外感天地之邪者也。

若夫饮食劳倦，内伤元气，此则真阳下陷，内生虚热。故东垣发补中益气之论，用人参、黄芪等甘温之药，大补其气，而提下陷，此用气药以补气之不足，而热自除也。又若劳心好色，内伤真阴，阴血既伤，则阳气偏胜，而变为热矣，是为阴虚火旺，痨瘵之症。故丹溪发阳有余阴不足之论，用四物汤加川柏、知母，补其阴而火自降，此用血药以补其血之不足，而热自降也。

以上二症，皆内伤血气之症也。一则因阳气之下陷，而补其气以升提之。一则因阳火之上升，而滋其阴以降下之。一升一降，迥不同矣。

又有夏月伤暑之病，虽属外感，却类内伤，与伤寒大异。盖寒伤形，寒邪客表，有余之症。暑伤气，元气为热所伤而耗散，不足之证，故宜补之，东垣所谓清暑益气汤者是也。又有因时暑热，而过食冷物，以伤其内，或过取凉风，以伤其外，此则非暑伤人，乃因暑而自致其病。治宜辛热解表，或辛温理中之药，却与伤寒治法相类者也。

凡此数症，外热相似，而实有不同，治法多端，而不可或谬。故必审其果为伤寒、伤风，及寒疫、发热也，则用仲景法；果为温病、热病，及温疫发热也，则用河间法；果为气虚发热也，则用东垣法；果为阴虚发热也，则用丹溪法；如是则庶无差误以害人矣。

今人但见发热之证，皆一认作外感伤寒，率用汗药，以发其表，汗后不解，又用表药，以凉其肌，设是虚症，岂不死哉？间有颇知发热属虚，而用补药，则又不知气血之分，或气病而补血，或血病而补气，误人多矣。故外感之与内伤，寒病之与热病，气虚之与血虚，如冰炭相反，治之若差，则轻病必重，重病必死矣，可不畏哉？可不瑾哉？节斋此论，虽言发热，实即四大家论也，念莪意本诸此。

杜铜峰虚损分累暴偏正说

夫人之有生者，气与血也。心肾肝，主精血；脾肺胃，主元气，气生其血，血从其气，互相生化，何虚之有。苟或有所暴损，则必气先受病，故有内伤之证。或有所累伤，则必气血俱病，乃成虚损之候。所以七情伤心，色欲伤肾，凡饮食起居，饥饱劳逸，有所失宜，皆损气血。

气血既虚，真元散解，不能滋营经脉，灌注脏腑，卫护周身，以致肌肉羸瘦，百脉烦疼，腰膝无力，胸满气短，心烦不安，耳鸣目炫，或咳嗽寒热，或盗汗自汗，或遗精白浊，或飧泄，食少无味，不为肌肤，或睡中惊悸，或午后发热，倦怠无力，皆其候也。

《局方》多用温热补阳之剂，丹溪每用纯寒补阴之药。与夫心肾之论，冷热之疑，如云心本热，虚则寒，肾本寒，虚则热，又云心虚则热，肾虚则寒，更有阴虚阳虚之名，气虚血虚之别，辨论纷纷，终难齐一。愚谓：心肾虚而寒者，是气血之正虚也；心肾虚而热者，是气血之偏虚也。

盖正虚者，其人素禀阴阳和平，因有所伤，以致耗损中和之气，诚为真正不足之候。故近于寒也，如冬月万物枯寒不振之象，设非温补之药，不足以复其生发之气。偏虚者，以其天禀阳胜于阴，体热血少之人，又或贪酒好色，痰火既旺，正气日虚。夫火与元气不两立，一胜则一负，故致于热也。如秋月燥旱，五谷失雨泽之象，苟非补阴之药，则正气渐从为火，而成劳极矣。故阴虚者，即偏虚之症，但加热之极也。盖由痰火内盛，及挟外感邪热，致烁阴血，其脉弦数洪盛，其症咳嗽咯血，乃火盛无水之候也。阳虚者，即正虚之症，但加寒之极也。盖由虚寒挟邪，或饮食湿冷，致侵阳气，其脉细弱，其症体冷气短恶寒，乃水盛无火之候也。

且人身之气血，如天地之循环，本非两杂之物，当无各虚之理。今有所谓气虚者，是气先病，而血未病也。若气虚久，则血必从而虚，即正虚之渐症也。故气虚及内伤者，因其初伤于气，但未致虚于血，故止曰气虚，惟以参芪甘温等剂，固其气而血自生矣。谓血虚者，是血病而因之于气也，因气累失中和，拂郁亢极，反成火化，以为血害，消铄津液，乃偏虚之轻症也。但日所进饮食，新生元气未损，故止曰血虚。惟以芍药地黄寒润等剂，滋其血而气自清矣。

《明医杂著》未审此理，以虚损之症，作血虚而论，断不可用参芪等剂，以产后亦为血虚，止可用四物汤，而不可服参芪。《医学正传》则以丹溪言产后当大补气血，及引东垣血脱益气之论，将证《杂著》之非，遂谓凡血虚者，皆可通用参芪。愚按《杂著》之论既非，《正传》之言亦未是也。盖产后血虚之症，非血虚之本病，因不期然而伤，亦正虚之类也。

人惟见血失为虚，而不知气亦从失而同虚也，故当兼补其气。苟以此谓之血虚，而雷同比例，于一切血因火燥之症，骤用参芪，不亦悖乎？况丹溪亦尝分气虚血虚之旨也。是知气虚者，气先受病而血本未病也；曰血虚者，血因气病，而新气未伤也；曰阳虚者，挟寒邪之症；曰阴虚者，挟热邪之候；内伤者，暴损其元气也；虚损者，累伤其气血也，以所因不同，名亦有异，学者辨之。

阳先而阴后，气夫而血妇，昔人但分阴阳气血之虚，铜峰又立偏正累暴之别，诚不刊妙论也。

李念莪虚痨论

按《内经》之言虚痨，惟是气血两端。至《巢氏病源》始分五脏之痨，七情之伤，甚而分六极，三十二蒸。《本事方》更分传尸、鬼疰。至于九十九种，其凿空附会，重出复见，固无论矣。使学者惑于多歧，伊谁之咎乎？盖以《内经》为式，第于脾肾，分主气血，约而该，确而可守也。

夫人之虚，不属于气，即属于血，五脏六腑，莫能外焉。而独举脾肾者，水为万物之源，土为万物之母，二脏安和，一身皆治，百疾不生。夫脾具土德，脾安则土为金母，金实水源，且土不凌水，水安其位，故脾安则肾愈安也。肾兼水火，肾安则水不挟肝，上泛而凌土湿，火能益土，运行而化精微，故肾安则脾愈安也。

孙思邈云：补脾不如补肾。许学士云：补肾不如补脾。两先生深知二脏为生人之根本，又知二脏有相赞之功能，故其说似背，其旨实同也。救肾者必本于阴血，血主濡之，血属阴，主下降，虚则上升，当敛而抑，六味丸是也；救脾者，必本于阳气，气主煦之，气为阳，主上升，虚则下陷，当升而举，补中益气汤是也。

近世治痨，专以四物汤加黄柏、知母，不知四物皆阴行秋冬之气，非所以生万物者也，且血药常滞，非痰多食少者所宜。血药常润，久行必滑肠。黄柏、知母，其性苦寒，能泻实火，名曰滋阴，其实燥而损血；名曰降火，其实苦先入心，久而增气，反能助火，至其败胃，所不待言。丹溪有言，实火可泻，虚火可补，痨症之火，虚乎实乎，泻之可乎。矫其偏者，辄以桂附为家常茶饭，此惟火衰者宜之，若血气燥实之人，能无助火为害哉？

大抵虚痨之症，疑难不少，如补脾保肺，法当兼行，然脾喜温燥，肺喜清润，保肺则碍脾，补脾则碍肺。惟燥热而甚，能食而不泻者，润肺当急，而补脾之药不可缺也。倘虚羸而甚，食少泻多者，虽喘嗽不宁，但以补脾为急，而清润之品宜戒矣。脾有生肺之能，肺无扶脾之力，故补脾之药，尤要于保肺也。常见痨症之死，多死于泄泻，泄泻之因，多因于清润，司命者能不为之兢兢耶。

又如补肾理脾，法当兼行，然方欲以甘寒补肾，其人减食，又恐不利于脾；方欲以辛温快脾，其人阴伤，又恐愈耗其水。两者平衡，而较重脾者，以脾土上交于心，下交于肾故也。若肾大虚，而势困笃者，又不可拘，要知滋肾之中，佐以砂仁、沉香，壮脾之中，参以五味、肉桂，随时活法可耳。

又如无阳则阴无以生，无阴则阳无以化，宜不可偏也。然东垣曰甘温能除大热，又曰血脱补气，又曰独阴不长，春夏之温，可以发育，秋冬之寒，不能生长。虚者必补以人参之甘温，阳生阴长之理也。且虚劳症，受补者可治，不受补者不治。

故葛可久治痨，神良素著，所垂十方，用参者七；丹溪专主滋阴，所述治痨方案，用参者亦十之七，不用参者，非系新伤，必其轻浅者耳。自好古肺热伤肺，节斋服参必死之说，印定后人眼目，全用苦寒，直至上呕下泄，犹不悔悟，良可悲矣。不知肺经自有热者，肺脉按之而实，与参诚不相宜。若火来乘金，肺脉按之而虚，金气大伤，非参不保。

前哲有言曰：土旺而金生，勿拘拘于保肺，水壮而火熄，毋汲汲于清心，可谓洞达《内经》之旨，深窥根本之治者也。近世论虚痨者，无出念莪之右，第慧者鉴之，知苦寒不可偏用，昧者泥之，必有温补可以概投之误矣。

张景岳虚损治法

夫病有虚实者，虚因正气不足，实因邪气有余也。凡外入之病多有余，如六气所感，饮食所伤之类也；内出之病多不足，如七情伤气，劳欲伤精之类也。实者宜泻，如经曰寒者热之，坚者削之，客者除之，结者散之，留者攻之，溢者行之，强者泻之之属，皆用泻之故也；虚者宜补，如云：散者收之，燥者润之，急者缓之，脆者坚之，衰者补之，劳者温之，损者益之，惊者平之之属，皆用补之法也。

虚实之治，大概如此，第当今之人，实者无几，而虚者七八。病实者其来速，其去亦速，故其治易；病虚者损伤有渐，不易复元，故其治难。治实者，但知为少壮新邪，则可攻可拔，犹无足虑；治虚者，但察其根本有亏，则倏忽变幻，可无虑乎？

故治实之法，外有余，可散其表，内有余，可攻其里，气有余，可行其滞，血有余，可逐其瘀，方治星罗，可无赘也。惟虚损之治，在法有未尽者，不得不详其要焉。夫人之虚损，有先天不足，有后天不足。先天者由于资禀，觉之不早，而慢不为意，则未有不夭折者矣；后天者，由于劳伤，宜速知警省，即以性情药食调摄之，使治之不早，而迁延讳疾，则未有不噬脐者矣。

凡劳伤之辨，劳者劳其神气，伤者伤其形体。如喜怒思虑则伤心，忧愁悲哀则伤肺，是皆劳其神气也；饮食失度则伤脾，起居不慎则伤肝，色欲纵肆则伤肾，是皆伤其形体也。

损其肺者，伤其气，为皮焦而毛槁；损其心者，伤其神，为血脉少而不荣于脏腑；此自上而伤者也。损其肝者，伤其筋，为筋缓不能自收持；损其肾者，伤其精，为骨髓消减，痿弱不能起，此自下而伤者也。损其脾者，伤其仓廪之本，为饮食不为肌肤，此自中而伤者也。

夫心肺损，而神色败；肝肾损，而形体痿；脾胃损，而饮食不化，感此病者，皆损之类也。《难经》曰：损其肺者，益其气；损其心者，调其营卫；损其脾者，调其饮食，适其寒温；损其肝者，缓其中；损其肾者，益其精，此治损之法也。

然所损虽分五脏，而五脏所藏，无非精与气耳。夫精为阴，人之水也；气为阳，人之火也。水火得其正，则为精为气，水火失其和，则为寒为热，此因偏损，所以致有偏胜。故水中不可无火，无火则阴胜而寒病生；火中不可无水，无水则阳胜而热病起，但当详辨阴阳，则虚损之治无余义矣。

如水亏者，阴虚也，只宜大补真阴，切不可再伐阳气；火虚者，阳虚也，只宜大补元阳，切不可再伤阴气。盖阳既不足，而复伐其阴，阴亦损矣，阴既不足，而再伤其阳，阳亦亡矣。

夫治虚治实，本自不同，实者，阴阳因有余，但去所余，则得其平；虚者，阴阳有不足，再去所有，则两者俱败，其能生乎？故治虚之要，凡阴虚多热者，最嫌辛燥，恐助阳邪也；尤忌苦寒，恐伐生阳也，惟喜纯甘壮水之剂，补阴以配阳，则刚为柔制，虚火自降，而阳归乎阴矣。阳虚多寒者，最嫌凉润，恐助阴邪也，尤忌辛散，恐散阴气也，只宜甘温益火之品，补阳以配阴，则柔得其主，沉寒自敛，而阴从乎阳矣。是以气虚者，宜补其上；精虚者，宜补其下；阳虚者，宜补而兼煖；阴虚者，宜补而兼清，此固阴阳之治辨也。

其有气因精而虚者，自当补精以化气；精因气而虚者，自当补气以生精。又如阳失阴而离者，非补阴何以收散亡之气；水失火而败者，非补火何以甦[1]随寂之阴，此又阴阳相济之妙用也。

故善补阳者，必于阴中求阳，则阳得阴助，而生化无穷；善补阴者，必于阳中求阴，则阴得阳升，而泉源不竭。故以精气分阴阳，则阴阳不可离，以寒热分阴阳，则阴阳不可混，此又阴阳邪正之离合也，知阴阳邪正之治，则阴阳和，而生道得矣。经曰：不能治其虚何问其余，即此之谓。

古今元气不同，晚近自应从补。但今之施治者，不审何脏腑虚，何经脉损，有致猎不知兔之讥耳。景岳此论，真用补权衡，尤宜辨者。经云：形不足者，温之以气，乃温存以养其气，使之自充，非温药峻补之谓也。精不足者，补之以味，乃天地自然之味，非膏粱恣食之谓也。经旨既明，他歧不惑矣。

---

[1] 甦 sū：逐渐复活。

刘宗厚血论

经曰：营者，水谷之精也，和调于五脏，洒陈于六腑，乃能入于脉也。源源而来，生化于脾，总统于心，藏受于肝，宣布于肺，施泄于肾，灌溉一身。目得之而能视，耳得之而能听，手得之而能摄，掌得之而能握，足得之而能步，脏得之而能液，腑得之而能气，是以出入升降濡润宣通者，由此使然也。

注之于脉，少则涩，充则实。常以饮食日滋，故能阳生阴长，变白为赤，生化旺，则诸经恃此而长养，衰耗频，则百脉由此而空虚，可不知谨养哉。故曰：血者，神也，持之则存，失之则亡，是知血盛则形盛，血衰则形衰，神静则阴生，形役则阳亢，阳盛则阴必衰，又何言阳旺而生阴血也。

盖谓血气之常，阴从乎阳，随气运于内，苟无阴以羁束，则气何以树立。故血之致病也易，调治也难。丹溪有云：阳道实，阴道虚，阳道常饶，阴道常乏，阳常有余，阴常不足。是以女子十四而经行，至四十九而经断，可见阴血之难成易亏如此。

阴血一伤，所变之症，妄行于上，则吐衄；衰涸于外，则虚劳；妄反于下，则便红；移热膀胱，则癃闭溺血；渗透肠间，则为肠风；阴虚阳拂则为崩中；湿蒸热郁，则为带下；热极腐化，则为脓血，火极似水，血色紫黑；热胜于阴，发为疮疡，湿滞于血，则为痛痒瘾疹；凝涩皮肤，则为冷痹；畜之在上，则人喜忘；畜之在下，则人喜狂；随恐跌仆，则瘀恶内着。此特举其所显之症耳，治血必血属之药，其四物之谓乎。

河间谓：随证辅佐，谓之六合汤者，详言之矣。余略陈其气味专司之要，夫川芎，血中气药也，通肝经，性味辛散，能行血滞于气；地黄，血中血药也，通肾经，性味甘寒，能生真阴之虚；当归，分三治，血中主药也，通肝经，性味辛温，全用能活血，各归其经；芍药，血中补药也，通脾经，性味酸寒，能凉血，治血虚腹痛，若以求阴药之属，必于此而取则焉。

《脾胃论》云：善治者，随经损益，摘其一二味之所宜为主治。若气虚血弱，又当从长沙血虚，以人参补之，阳旺则生阴血。四物者，独能主血分受伤，为气不虚者而设，非概施也。辅佐之属，如桃仁、红花、苏木、血竭、丹皮者，血滞所宜；蒲黄、阿胶、地榆、百草霜、棕榈炭者，血崩所宜；乳香、没药、五灵脂、凌霄花者，血痛所宜；苁蓉、锁阳、牛膝、枸杞、茺蔚、龟版者，血虚所宜；乳酥，血液之物，血燥所宜；干姜、桂、附者，血寒所宜；生地、苦参者，血热所宜。取治大略，苟能触而长，可应无穷之变矣。宗厚此论已见群书，似不必录，然营血大义，无越于此，因稍去一二衍字，更觉流利可诵。

缪仲淳吐血三要

凡治吐血宜降气，不宜降火，宜行血，不宜止血，宜补肝，不宜伐肝。何谓宜降气不宜降火也？气有余即是火，气降则火降，火降则气不上升，血随气行，无溢出上窍之患矣。降火必用寒凉之剂，反伤胃气，胃气伤，则脾不能统血，血愈不能归经矣。

今之疗吐血者，大患有二。一则专用寒凉之剂，如芩、连、山枝、青黛、柿饼炭、四物汤、黄柏、知母之类，往往伤脾作泄，以致不救。一则专用人参，肺热还伤肺，咳逆愈甚亦有用参而愈者，此是气虚喘嗽，气属阳，不由阴虚火炽所致，然亦百不一二也。宜以白芍药、炙甘草制肝，枇杷叶、麦门冬、贝母、橘红、薄荷清肺，米仁、山药养脾，韭菜、降香、苏子下气，青蒿、鳖甲、银柴胡、牡丹皮、地骨皮补阴清热，酸枣仁、白茯神养心，山萸、枸杞、牛膝补肾，此累试极验之方。然阴无骤补之法，非多服药不效，病者欲速其功，医者张皇无主，百药杂试，以致陨命，覆辙相寻而不悟，悲夫！

何谓宜行血而不宜止血也？血不循经络者，气逆上壅也。夫血得热则行，得寒则凝，故降气行血，则血循经络，不求其止而自止矣，止之则血凝，血凝必发热、恶食，及胸胁痛，病日沉痼矣。何谓宜补肝不宜伐肝也？经曰：五脏者，藏精气而不泻者也。肝为将军之官，主藏血，吐血者肝失其职也。养肝则气平，而血有所归，伐之则肝不能藏血，而血愈不止矣。

此三者，乃余独得之妙，思与当世共之。失血证甚多，而独详吐血者，以其为害巨也，吐血论甚多，而独采仲淳者，以其为言要也，未尽之意，则僭补治法于后。

总论血症治法

子俊按时誉沈氏曰：人知百病多生于气，而不知血为百病之胎也。故凡寒热蜷挛痹痛瘾疹搔痒，好忘好狂，惊惕迷闷，痞块疼痛，癃闭遗溺等症，及妇人经闭崩带，孰非血之为病耶？

分经言之，则呕血、吐血，胃也；咳血、唾血、衄血，肺也；痰中带血，脾也；咯出血，系肾也；溺血，小肠膀胱也；牙宣，或胃或肾之虚炎也；又血从汗孔出，谓之肌衄，从舌出，谓之舌衄，心与肝也；从委中而出，谓之腘衄，肾与膀胱也。

大抵下行为顺，上行为逆，有热为重，无热为轻。治之当别其血病与不血病之因，血病者，气血有乖，或为六淫所感，或为七情所触，血既为病，为内外因也；血不病者，血气本和，或因跌扑破伤，或因胎产损漏，致血有病，为不内外因也。既别其因，宜分瘀失，而瘀失之中，又以寒热、上下、累暴、内外、隐显分之。

如因气盛成火，火载血而错经妄行，热也；独阴无阳，阳气虚而不能摄血，寒也。治寒以热，治热以凉。阳络伤，则见于口鼻，上也；阴络伤，则出于便溺，下也，或治其标，或治其本。此皆血有病而病之失证也。

如因形寒饮冷，以致血内滞于胸胁肠胃小腹之间，而作疼痛积块，及因风寒湿气，以致血外搏于肌肉筋络骨节之内，而成风痹不遂者，皆为寒也，宜温之散之。如因伤寒热瘀而血蓄者，热也，宜清之下之。如因饮食辛热，忧思郁结，成痰变火，以致血污胃口，心疼噎膈者，累也，法当清火开郁。如因受惊动怒，气滞血逆，留聚于中，以致胸胁作痛者，暴也，法当顺气消瘀。此皆血有病而病之瘀症也。

如因笞伤刀割，破损血出者，外也，外则用敷贴之药。如因产前胎损漏下，产后恶露不止者，内也，内用升补之药，此皆血无病而病之失症也。

如因打扑坠伤，肿赤疼痛，见于筋骨而瘀者，显也，显则视其轻重；如因疾走负重，勉强行房，血留于内，伤之不觉而瘀者，隐也，隐则审用补消。此皆血无病而病之瘀症也。

调营之法，无出于斯。然当知气为血之帅，气行则行，气止则止，气温则滑，气寒则凝。故凉血必先清气，知血出某经，即用某经清气之药。有瘀者，宜去瘀而调气。如元气虚者，宜温补以敛降之，若用寒冷，反加凝滞。是以古人血病多用胃药收功，以脾胃能统气血故也。

杜铜峰论遗精梦失皆由心肾两虚

遗精者，不交而自泄也，梦遗者，梦交而泄也，二者皆从精道而出。夫精虽藏于肾，而实主于心，色伤肾虚则不固，思劳心弱则神驰，虽有邪术所使，梦与鬼交，妇人鬼胎夜惑之症，未必不由心肾两虚，邪乘虚入者。

浊者，从小便窍中而出，如油如膏，或有五色光彩，或赤或白，或澄脚浑浊，或如精状，名曰白淫，然精浊遗溲，所出虽异，所感则一，皆主于心肾两虚，及因中焦湿热，淫气不清，但分虚实轻重，湿热多少。

如有虚损诸证者，则从虚治。因于心者，养心以收神；因于肾者，固肾以涩精；正虚者，主湿胜，宜温补心肾之剂；偏虚者，主热胜，宜清补心肾之剂；若无虚症，或虚轻者，则作湿热，从丹溪二陈为主。

分湿热多少，夫湿热者，饮食厚味，七情郁结，以致中焦痰浊渗下。或因气虚不固，或因血虚火动，心肾不交而作。故曰：肥人多气虚，加参芪；湿胜加南星、蛤粉、分清饮、胜湿汤，皆燥中宫湿痰之意也。瘦人多血热，合四物汤，热多加青黛、黄柏之类。若患久者，俱宜升举之药，湿热者，宜先吐以提之。外有因思欲不遂，而精泄者，有气盛久无色欲，精满遗失者，非病也。

精病良方尽有，吾以一言蔽之，曰：思无邪。

自汗盗汗

经曰：阳之汗，以天地之雨名之。此言阴阳和而雨泽降，非病也。惟无因而汗，斯为病矣。或谓汗出于心，或谓汗出于脾，或谓心肺二脏为汗之总司，实不知五脏皆能令人汗出也。

夫在内为血，在外为汗。而心实主血，此汗之主于心。西南坤土，在人为脾，人之汗，犹土气湿热，蒸为雨露，此汗之出于脾。金脏生气，又主皮毛，气虚则凑理不固而津泄，此汗之由于肺。木脏主风，又主疏泄，故伤风多自汗，此汗之因于肝。肾主五液，又主闭藏，阴虚则阳必乘之，故虚劳多盗汗，此汗之起于肾。

又如经云：惊而夺精，汗出于心；持重远行，汗出于肾；疾走恐惧，汗出于肝；摇身劳苦，汗出于脾；饮食饱甚，汗出于胃。由是观之，不惟五脏有汗，而六腑亦有汗矣。然约言之，自汗盗汗，无不由于心肾俱虚而得之者。盖津与气同类，随其阳气所在之处而生，亦随其火扰之处而泄为汗。

自汗者，不因发散，不因劳动，不分寤寐，溱溱然自汗，由阴蒸于阳分也，玉屏风散主之。盗汗者，睡熟则出，醒则倏然而收，即《内经》之寝汗，由阳蒸于阴分也，当归六黄汤主之。

盖肾虚即阴虚，阴虚阳必凑，不能内营而退藏，则盗汗而发热，多属内伤也。心虚即阳虚，阳虚阴必乘，不能卫外而为固，则自汗而发热，多属外伤也。又汗孔谓之鬼门，盗汗久则能令人丧魄。阴阳之道，阳密乃固，自汗甚则能令人亡阳，二汗之义，大概如斯。

然伤寒邪在半表半里而盗汗，则非阴虚之比，又为小柴胡之症矣。火气上蒸，胃湿而自汗，则非阳虚之比，又为凉膈散之症矣。故王三阳于二汗，但以冷热分之，因热邪乘阴虚而发者，所出之汗必热，因寒邪乘阳虚而发者，所出之汗必冷。亢害承制，热极而兼水化为冷汗者，亦有之，不可不审也。

王损庵健忘论

人生气禀不同，得气之清，则心之知觉者明；得气之浊，则心之知觉者昧。顾心之明者无限量，虽千百世已往之事，而一过目，则终身记而不忘，岂得忘其目前者乎？心之昏者，精神短则不待遐远，即旦语而夕忘者有之矣。

刘河间谓：水清明而火昏浊，故上智若水，下愚若火，此禀质使之然也。设禀质清浊混者，则自不耐于事物之扰，扰则失其灵而健忘。盖气与血，人之神也。经曰：静则神藏，躁则销亡，静乃水之体，躁乃火之用。故性静，则心存乎中；情动，则心忘于外；动不已，则忘亦不已；忘不已则存乎中者，几希矣。所以世人多忘者，役役扰扰，纷纭交错，劳事一生，气血两竭。是以清明有守，不为事物所乱者，百难一人也。由是言之，药固有安心养血之功，不若平其心，易其气，养其在我而已。

若夫痰病健忘者，乃一时之痰。然病忘之邪，非独痰也。凡是心有所寄，与诸火热伤乱其心者，皆得健忘。如《灵枢》谓：盛怒伤志，志伤善忘。《内经》云：血并于下，气并于上，乱而善忘。夫如是，岂可不各从所由而为治耶。

事其神者神去之，休其神者神居之。故欲强令记，当务养心，然以识治忘，不若以忘治忘也。当读病忘章，因节录其语于下。宋华子病忘，朝取而夕忘，夕与而朝忘，在途忘行，在室忘坐，占祷弗灵，药石无效，有鲁儒自媒能治之，曰：吾试化其心，变其虑，庶几其瘳乎？于是露之而求衣，饥之而求食，幽之而求明，与居七日，莫知其所为，积年之病，一朝都除。华子既悟，乃大怒，操戈逐儒。宋人执而问其故，曰：曩[1]吾忘也，荡荡然不觉天地之有无，今顿识既往数十年来，存亡得失，哀乐好恶之事，吾恐将来乱吾之心，扰扰万绪起矣，求须臾之忘，可复得乎？夫鲁儒之治华子，以识治忘也。华子之逐鲁儒，以忘治忘也。若以华子为真病忘者，将毋为御寇所笑。

损庵惊恐辨

或问惊悸、怔忡、恐怖之别。曰：悸，即怔忡也。怔忡者，本无所惊，心自动而不宁。惊者，因外有所触而卒动。子和云：惊为自不知，恐为自知是也。盖惊者，闻响即惊；恐者，自知如人将捕之状，与夫不能独处，必须伴侣，方不恐惧，或夜无灯烛，亦生恐惧之类。怖与恐于义相同。

《内经》无有称惊恐怖者，始于《金匮要略》。有云惊怖，继云惊恐，由是

---

[1] 曩 nǎng：以往；从前。

而见惊恐即惊怖也。大凡连称其名，以为提纲者，多是一阴一阳对待而言。如喜怒并称者，喜出于心，心居于阳，怒出于肝，肝居于阴；志意并称者，志是静而不移，意是动而不定，静则阴也，动则阳也。惊恐并称者，惊因触于外事，内动其心，心动则神摇，恐因感于外事，内歉其志，志歉则精却。是故《内经》谓惊则心无所依，神无所归，虑无所定，故气乱矣。恐则精却，却则上焦闭，闭则气还，还则下焦胀，故气不行矣。又谓：尝贵后贱，尝富后贫，悲忧内结，至于脱营失精，病深无气，则洒然而惊。此类皆是病从外事，而动内之心神者也。

若夫在身之阴阳盛衰而致惊恐者，惊是火热烁动其心，心动则神乱，神用无力，故惊之变态亦不一状，随其所之，与五神相应而动。肝藏魂，魂不安，则为惊骇，为惊妄；肺藏魄，魄不安，则惊躁；脾藏意，意不专则惊惑；肾藏志，志歉则惊恐，心惕惕然。胃虽无神，然为五脏之海，诸热归之，则发惊狂，若闻木音，亦惕惕然心欲动也。恐者，则是热伤其肾，肾伤则精虚，精虚则志不足，志本一定而不移，故恐亦无他脏。

《内经》于惊之病邪，有火热二淫司天在泉，胜复之气，有各经热病所致，有三阳积，并有气并于阳，皆为惊疾。故病机统而言曰：诸病惊骇，皆属于火也。于恐病之邪者，有精气并于肾则恐，有血不足则恐，有阴少阳入，阴阳相搏则恐。有胃气热，肾气微弱，则恐。有肾时动，病气不足，则恐。然于肝之惊恐互相作者，以其脏气属阳居阴，纳血藏魂，魂不安则神动，神动则惊，血不足则志歉，志歉则恐。故二者肝脏兼而有之，似此之类，除火热二淫之外，其余惊恐，皆因人气之阴阳所动而内生者也。

盖为治之法，惊则安其神，恐则定其志。神属阳，阳则气也，火也；志属阴，阴则精也，水也。水火既济，全在阴精上奉以安其神，阳气下藏以定其志，神安则散乱之气可敛，气敛则阳道行矣，志定然后走泄之精可固，精固则阴气用矣。若为外事惊者，子和谓惊者平之。平，常也，使病者时时闻之，自然习熟而不惊，固是良法。余谓不若使其平心易气于先，而后安其神定其志之为得也。

九气七情，而损庵独详于惊恐二者，重乎心肾也。

沈时誉颠狂痫辨

颠狂痫三证不同，而方书或言颠痫，或言风颠，或言风痫，或言颠狂，每致混淆无别。盖痫病归于五脏，颠狂属之于心。故立言之家，颠狂可以合论者，以颠为阴，而狂为阳。对待立言，互相阐发也。

痫症则自有阴阳之分，迥与二症不同，所宜特立一门者也，姑撮其要言之。颠者，或歌或笑，或悲或泣，如醉如痴，言语不分次序，处境不辨秽洁，积年难愈，此志愿不遂者多有之。狂者，猖狂刚暴，妄见妄言，骂詈不避亲疏，抵触不畏水火，甚则弃衣而走，登高而歌，逾垣上屋，非力所能，如有邪附，此伤寒阳明内实者多有之。盖心热甚则多喜而为颠，笑语失序，颠倒错乱之谓也。肝热甚则多怒而为狂，躁扰奔越，狂妄不禁之谓也，二者俱属痰热内实之症，信为河间卓识。

然以《难经》重阴重阳之说为非理，又不然矣。如《内经》云：暴怒伤阴，以肝气逆而血乱也，暴喜伤阳，以心气缓而神逸也。又云：多阳者多喜，多阴者多怒。是《难经》亦以喜怒分阴阳，而未尝以寒热分阴阳也。

颠狂之症，皆名失心，主不明则十二官危，故视听言动，皆失其职。初病者宜泻其实，久病者宜安其神，此治法之大概也。痫者，皆以风热痰而得之，在表而浅，名阳痫，故云易治。在里而深，名阴痫，故云难治。

此又以表里浅深分阴阳，亦非以寒热分阴阳也。其症发则仆地，闷乱无知，嚼舌吐沫，背反张，目上视，手足搐搦，或作六畜声，一月数发者易治，周年一发者难痊。

吴山甫云：风，阳气也。《内经》曰：阳之气，以天地之疾风名之，故发也暴。然所以令人仆地者，厥气并于上，上实下虚，清浊倒置，故令人仆地，闷乱无知者，浊邪干乎天君，而神明壅闭也。舌者，心之苗，而脾之经络连于舌本，阳明之经络入上下齿缝中，故风邪入于心脾，则舌自挺，风邪入于阳明，则舌自噤，一挺一噤，故令嚼舌，吐沫者风热实于内也，此风来潮汹之象。

背反张，目上视者，风在太阳经也。足太阳之经，起于睛明，挟背而下，风邪干之，则实而劲急，故目上视，而背反张也。手足搐搦者，风属肝木，肝木主筋，风热实于肝，则一身之筋牵掣，故令手足搐搦也。搐者，四肢屈曲之名，搦者，十指开握之义也。故作六畜声者，风痰鼓其气窍，而声自变也，譬之弄笛焉，六孔闭塞不同，而宫商别异是也。治法宜疏风豁痰，清热安魂，实者即攻，虚者先补可也，其纯因情志者，从《内经》五志相胜法解之，历历详剖，读之神爽。

　　　　　医理信述卷六终　　管作霖刊　柯琳校

医理信述补遗

黄岩脱夫夏子俊云颖氏纂辑

痘疹秘录序

余毒积于中而泄于外为痘疹，虽其自然发露，苟遇非其时与伏毒盛甚者亦往往至于夭殇。自鼻苗行而痘之患轻，洋痘行而痘之患愈轻，所以仁寿儿童者周矣。但恐安于常而忽其暂，将痘疹之法概置之不讲。倘一时感气流传，始种未逮，将见顺以致险，险以致逆，岂不误欤？予家旧藏夏脱夫子俊先生钞本《痢疾医书》一卷已付诸梓，又有《痘诊秘录》一卷，篇页简而理法周，过目即可会心，按图亦能索骥。虽非素习于医者，亦可索而有得也，因梓以公诸老。

咸丰十年岁在庚申夏季之月李士玉韫山志

张序

痘麻二字，不见于说文。盖此病古人所无也。班孟坚撰《汉书·艺文志》载医经七家二百一十六卷，经方十一家二百七十四卷。凡五脏六腑、伤中客疾、风寒热痹、疝、瘅、狂颠、疯瘛，汤液罔不备而独不及于痘麻，匪略也。泰始黄帝、扁鹊、俞拊、白氏、秦越人之流，目实未尝见。故治之之方，亦未尝立。南北朝来此病稍稍出，如褚澄、孙思邈厥后诸医闻知之。然以其非常病而又不见于《灵枢》《素问》《内外经》，因述焉而不尽，言焉而不详。近数百年无地无人不受痘麻二病，一人之身又必痘麻分发而后免医其病者，学无师承，往往泛滥无要领。云颖先生心忧之，乃精参阴阳二气致病之原，究极寒热虚实变症百出之态。于是分痘为六候，分麻为三候，每候各系以治方治法，名其书为《痘疹秘录》《麻疹秘录》。承医者按候求方百不失一，诚医林之宝笈也。咸同以还西洋引种牛痘之法入中国，诸医乐其简易而稳妥，靡然风响争相传习，视先贤鼻苗种痘之法弃之如敝履。而云颖先生之书亦渐渐湮没，罕能举其名。恐一旦天灾猝发，痘疫流行，将牛痘诸医瞪目棘手，无能施药，其为患岂浅鲜哉？鹤轩先生又忧之，慨然出巨资，付手民觅云颖先生《痘》《麻》二书精校而重刊之，使得广为流布，俾令习见勿致怵于天灾之猝发而补救之无术焉，是诚仁人君子济世之深心也。

光绪十一年六月朔张潘叙

麻疹目录

麻疹

麻亦先天淫毒，比痘稍轻，毒一而已。何以有痘而又有麻，原致一之始，阴阳合德而成形，故一人之身麻痘分发而毒尽，痘出五脏，阴也；麻出六腑，阳也，先天之理也。患麻者，先感天道六淫之气，动阳之本，阳之本在肺，肺主气贯通六腑之阳而麻乃发，故出麻之人必咳嗽，非嗽不麻。凡看麻疹之法，以火照之，遍身如涂朱之状，此乃将出之兆。出见于耳后、项上、腰腿，其形细密鲜红，其顶尖而不长，头面多见。一齐涌尽而红即解者为妙；如色红极，烦躁口渴者，是血虚火盛也；若色黑谵语狂妄者，死证也；忽来鼻衄者，邪从衄出，反为佳兆；泄泻者，毒从泄解，胸腹肩背先见而头面无者，是风寒闭也；倘周身未见，两胁先形，两颐肿胀，色同胭脂，危症也。总之，红色潮润者佳，紫气者重，黑色者危，白色者血少，回后纹黑者余毒也。

《金镜赋》浑括周详，医林中之极作也，取而录之。

麻虽胎毒，多带时行气候暄热传染而成，其发也与痘相类，其变也比痘非轻，先起于阳，后归于阴，毒盛于肺，热流于心。脏腑之伤，肺则尤甚；始终之变，肾则无症。初则发热，有类伤寒，眼胞困倦而难起，鼻流清涕而不干，咳嗽少食，烦渴难安，斜目视之，隐隐皮肤之下，以手摸之，磊磊肌肉之间，其形如疥，其色若丹。出见三日，渐没为安，随出随没，喘急须防。根窠若肿兮，疹而兼瘰，皮肤如赤兮，疹犹夹斑，似锦而明兮，不药而愈；如煤而黑兮，百无一痊。疮疹既出，调理殊难，坐卧欲暖，饮食宜淡，咳嗽涎沫，必禁酸咸。忽生喘急，肺受风寒；心脾火灼，口舌生疮；肺胃蕴热，津液长干；有此变症，治法不同。微汗则邪无蓄，便利则毒无壅。喉痛烦渴，解毒为先；谵语恍惚，清心是尚；腠理怫郁兮，即当发散；肠胃秘结兮，急与疏通；颜色紫暗而血凝兮，疏壅凉血；头面未起而气滞兮，透托升提。鼻衄者不必忧治，邪从衄解；自利者亦毋剧止，毒以痢松。麻后多痢者，热毒移于大肠；咳嗽喉痛兮，痰热滞于心胸；口渴心烦，法在生津养血；饮食减少，治宜调胃和中。此是麻之大旨，元奥悟之无穷。

麻未出药

荆芥一钱　防风三分　干葛三分　知母三分
苏叶三分　木通三分　桔梗三分　甘草三分

身热咳嗽，鼻流清涕，口带红丝，眼里凝泪，麻之兆也，此方主之。透肌解表，首重荆芥，次以知、葛、甘、梗为清利咽喉胸膈之药，外散风邪故用紫苏，内泄毒气故用木通。若表闭而外不快者，加蜜炒麻黄，甚则加芫荽，外用芫荽酒喷衣被；若发狂者，加生地、犀角，去苏叶。益元散利六腑之热，毒从二便而出，用六七钱，泡汤二碗，任意服之。

麻正出药

荆芥　防风　干葛　知母　桔梗　甘草三钱
连翘二分　黄芩　麦冬　生地钱五　木通四分　净银花钱五

麻出之时，烦躁血热者，此方主之。连翘、黄芩能清热解毒；生地、麦冬能润肺凉血；消风败毒、药之平正者，不外金银花、益元散仍服；若咽喉疼痛，喘急，加元参、桑皮；若大渴多饮，狂言谵语，是阳明火毒盛也，加石膏、川连；若大便闭结不通，加大黄三五钱下之，以泻其毒；发斑加犀角、紫草、川连。

麻出后药

荆芥　知母　黄芩　麦冬　茯苓　连翘五分
桔梗五分　甘草三分　薄荷五分　净金银花一钱五分

麻出之后，咳嗽身热，是余毒不清，肺气不顺也，此方主之。方书中治麻用升麻、羌活、川芎、柴胡，有碍咳嗽，姑舍是。牛子虽能去风壅之痰，其功少而性不纯，亦嫌之。凡出麻之人，首尾皆宜避风寒。或子后发午前退，或午后发子前退，三潮而止，阴阳消长之数也。黑暗干枯、一出即没者不治，鼻扇口张、目无神者不治；鼻青粪黑者不治；热极喘胀，胸高肩息，狂言衄血，撷手摇头，寻衣摸床，哕恶便秘，口出死尸者，不治；气喘心前吸者不治；头面不出者不治。麻后牙疳有五不治：鼻烂者不治；自外入内者不治；

无脓血者不治；白色者，为胃烂也，不治；牙落者，为肾败也，不治。一有正气不足不能逐邪出外则毒伏于内，喘胀而死者，是俗名闷痧也。麻疹属阳，无气虚阴寒之症，不用参、芪、白术、姜、桂等类，惟有血热、血虚、毒盛、毒衰而已。

麻方回时内毒未清而成滞下便脓血等症

方用

当归一钱二分　川芎一钱　枳壳一钱　槟榔一钱　川连五分　黄芩一钱　青皮一钱　滑石二钱　甘草五分　木香五分

麻疹三方

麻痘虽同是胎毒，而麻之毒气上蒸于肺，故肺家见症独多，咳嗽、喷嚏、鼻流清涕、眼胞微肿、眼泪汪汪、面肿腮赤是也，治之之方惟在宣表其毒于外而已。虽红肿之甚不足虑也，但忌荤腥生冷风寒一切寒凉辛热补涩之药，便可十治十全，谨立三方，业是科者，酌而用之。

初发热欲出未出时宜用宣毒发表汤

升麻八分　粉葛八分　防风去芦，五分　桔梗五分　荆芥三分　薄荷三分　甘草三分　连翘去心　前胡　枳壳炒　木通　淡竹叶　牛蒡子炒研，以上各六分

天气大热加炒黄芩八分，大寒加炒麻黄八分。

麻已出面红肿太甚宜用化毒清表汤

牛蒡子炒，研　连翘　花粉　地骨皮　黄芩炒　黄连炒　山栀炒　干葛　元参　知母以上各八分　桔梗　前胡　木通　甘草　薄荷　防风各六分

若口渴加麦冬二钱、煅滑石三钱，大便秘加酒炒大黄一钱二分。

麻有热毒流注而成痢者宜用清热导滞散

黄连炒　条芩　白芍　枳壳炒　楂肉各一钱　槟榔六分　厚朴姜汁炒，去皮，六分　当归　甘草　连翘　牛蒡子炒，研，各五分　青皮六分

若红多者加红花三分、地榆五分，秘涩甚者加酒炒大黄一钱二分。

痘科目录

痘科

痘本先天淫毒，藏伏气质之中，遇天道岁时淫气，引动人身伏毒，而痘乃发。所谓同气相求，从其类也。世之种痘者，以人之毒，引人之毒，不犯岁时淫毒，故轻者多。患痘之人，发热三日见点，见点三日起胀，黄俗名为聚水，起胀三日贯脓，贯脓三日收靥，收靥三日落痂，虽难限定日数，必不大相悬殊，自始至终皆以血气为主。气血若不乖张，必无险逆恶症，总宜待时，不药为妙。偶值变常，时过则已，如遇恶症，亦非人力可为。盖痘根于心，而出于皮，动摇气血，自然发热，何用疏散？疏散其表，则有将来皮薄之祸。心与皮肤，道路遥远，全凭气血转输其痘于外。气血运行有度，内外有持，发痘太急，一粒分为数粒，涌出于表。痘既出齐，气血安静，自然身凉，何用凉血？精力传送其毒为痘，痘自长大，名曰起胀，痘中之毒，化而为水，水即毒也。毒聚痘中，他处必无毒，何用解毒？凉解则有冰伏之祸。古人名痘曰火里苗，无火则毒不变为水，无火则水不变为脓，不宜助火，亦难杀火，要在假火以成其能，所以使火成能者，乃气血乘载其毒于痘，使火蒸炼厚脓，何用顶胀？顶胀则有溃烂倒靥之祸。毒既归脓，气血收拾精力于内而内自坚，脓浆收拾淫毒于外而靥自结，何用收靥？收靥则有余毒未解之祸。由此思之，痘之轻重死生，岂非气血为首务哉？善治者，气虚补气、血虚补血、气滞行气、血滞活血、气热清气、血热凉血，虽有他症，以末治之，毋汲汲于解散，毋孜孜于攻下，仍小心以待时，勿抢先而用药，审辨既确，还需换时再看。婴儿体质娇嫩，不任药饵，观形察色而外更当查问居恒情状，谨备六法于后，慎行其术，不无小补于世。

小儿勿药秘方

用象牙屑戥秤二三厘，不可过五厘，泡汤吃，自发热以至贯脓一日服一次，收靥勿用，如无屑以象牙筋磨服代之。

发热药

升麻见点不用　防风　木通　山楂　荆芥　干葛　枳壳　桔梗以上各

一钱 甘草三分

壮热烦躁者，此方主之。升麻、荆、防消风热肿毒，清散斑疹，升发痘点；干葛解肌肉蕴蓄之热；木通泄内热小便而出；理胃脘浊气食积，不外枳壳、山楂；解咽喉热毒凝结，加之甘草、桔梗。身热恶寒加羌活一钱，往来寒热加柴胡一钱，小儿不任药饵，用荆芥、灯芯煎汤，不时少饮。一症谵语狂言，口渴多饮，小便赤短，烦躁不宁，好睡冷处，此实热症也，前方加黄芩一钱、川连一钱，外用益元散七八钱，泡汤两碗，候冷任意饮之。小儿用益元散二三分入荆芥汤内少饮，甚则再用川连一二分入荆芥汤内饮。一症懒言倦怠，面色恍白，不时自汗，二便清调，不渴昏睡，此大虚症也，用独参汤二三钱饮之。贫者代用白术、当归，小加陈皮、木香以行当归、白术滞气。小儿止用独参汤二三分可也。此两症者，一虚一实，如隔天渊，死生在反掌之间。又有一症，面色或红或白，不时自汗，口渴能饮，小便短数，恍惚谵语，此半虚半实之症，用麦冬二三钱煎汤，调人参二三钱饮之，贫者代用白术、当归、麦冬，小用木香三分以行滞气，小儿入人参于荆芥汤饮之。

节取冯氏发热三朝顺险逆

顺症勿治

凡小儿皮肤坚厚，瘦黑光彩，此骨胜肉也，再见眼中神光如秋水澄清及唇舌红润者吉，此气血两盛，其痘决轻。若肌肉浮脆而肥白，此肉胜骨也，再见目中光浮而不明兼之多痰多火者凶，此气血两虚，其痘必重。

一身热和煖，或热或退，神清气爽，饮食二便如常，向无杂症者吉。

一初热先发惊搐者吉，以痘从心经而出也。

一初热或吐或泻，痘出随止者吉。盖热毒内解，邪气上下得泄，且不久见，则正气不耗，故为吉耳。

一发热三日即无大热，腰腹不痛，才见点而坚硬碍手者吉。

一凡吐泻而精神不减，气不粗，口不秽，痘自出者，虽次数略频亦为吉论。

险症当治

一发热时吐泻不止，身热口渴者，宜以四苓散加减主之，不可投温热止涩之药,致热毒不出,犹以火助火矣。

一初热壮盛,头体腰腹俱痛,吐泻咳嗽兼作者,其外感固不轻而内动亦必重,宜急与荆、防,大为疏散。

一风寒壅盛,以致红紫斑影不起者,宜急透肌表汗,令其遍身皆出臭汗,则毒气自散。

一发热痰甚,谵语昏迷惊搐者,是外感风寒而内动心热也,宜急散风去痰兼利小便,则心热自解,而惊搐自愈矣。

一发热时毒盛热壅有一切失血之症者,并宜凉血解毒而专表痘。总之,痘初集症,多由毒气未出,故宜多用表药,否则毒无出路,小毒积成大毒。

一初热而声逐变者重,宜急清肺利咽为主。

一发热腹痛报痘干燥者,可用助血药以救之。

一痘时行之际,虽未发热,如有腰痛或颐毒之类者,亦主出痘,但毒甚而痘出必重,故预宜清解调治。

逆症不治

一发热,头面一片红如胭脂者,六日死。

一初热时,用火照心窝间或遍身皮肉,如有成块红者,不治。

一发热时身不大热,惟腹胀眼合,狂躁大渴,唇舌燥裂者,此毒根于里也凶。

一发热,头温足冷,昏闷如痴而渴饮者凶。

一发热时妇人经行不止者凶。

一身热如火,眼红,口唇紫黑破裂,舌燥有芒刺者,不治。

一发热时以手揩面颊,如红色随手转白,随白转红,是谓血活,纵重乃生;如揩之不白,举之不红,是谓血枯,虽轻亦死。

一初热腹中大痛或腰痛如被杖者,不治。

一初热时七孔二便鲜血不止者,不论始终皆死。

一发热时遂见紫黑斑者,不治。

一发热时胸高而突者,不治。

一初热时舌头微黑、或声哑噎神昏者不治。

一初热腹痛脓血泄泻者,不治。

一发热时妇人胎堕而血不止者，即胎不堕而大热不退者，并凶。

一未痘前而眼沿黑色映见者凶。

一初热时吐泻有蛔虫者，不治。

一发热一日即出红点，密如蚕种，焦紫干燥，手摸不碍指者死。

一欲出不出者，难过五七日。

发热症治歌括

发表时师少定方，古人专主葛根汤，能通权变知增损，何必多方立纪纲。

解表升麻汤再良，红斑虽见饮何妨，时师胶柱无通变，痘一呈形便不尝。

痘疹未形先发热，吉凶轻重如何别，热微毒少吉堪言，热甚毒多凶可决。

热时腹痛阵难禁，脏腑之中毒气侵，发散疏通如痛减，切防陷伏变非轻。

发热腰痛最可讶，膀胱传肾变凶邪，急宜发散阴中火，莫待流殃却叹嗟。

发热谵妄如见鬼，神志不清毒在里，疏邪达表是神方，凉药镇心痘不起。

身上蒸人手足厥，曾多吐痢脾虚怯，补中发表要兼行，表里和平毒透泄。

发热浑身微汗来，阴阳和畅庆欢谐，热从汗减毒从出，汗雨身炎又是灾。

壮热恶寒形似疟，邪正交争荣卫弱，莫将寒战妄猜疑，莫把大温身试药。

发热之初便咬牙，心肝热壅势堪嗟，早分形证施方法，莫向东风怨落花。

见点药

干葛一钱　荆芥一钱　木通一钱　麦冬一钱　山楂一钱

知母一钱　防风一钱　黄芩一钱　桔梗一钱　甘草三分

见点壮热烦躁，此方主之，知母退骨蒸之热，黄芩除三焦之火，用麦冬者清心解烦渴而除肺热也。见痘夹疹，痘齐自疹而退；夹斑细少如针孔者，痘齐亦退。若斑点红大，血热也，加酒洗紫草茸一钱。见痘须看痘点子尖圆，痘脚四围血色鲜红环抱者吉；若血色老红火盛也，更加酒炒黄连一钱。又兼口渴大饮、喜冷恶热，阳明热盛也，更加石膏一钱。

一症其痘欲出不出，懒言倦怠，举动无力，二便清调而口不渴，昏睡不宁，此大虚症也，用人参一钱、酒炒白术一钱、当归一钱、川芎一钱，补托气血而痘自出矣。

一症其痘欲出不出，出者其色恍白，大便泄泻，肚胀呕吐，恍惚无神，恶寒无热，此虚寒症也，用人参、白术、当归、川芎、广皮、肉桂，以上各一钱，温补气血，辨认须真。

节取冯氏报点三朝顺险逆

顺症勿治

一症潮热三四日而后出者，是气血充足，毒少难于感动，如灼火难燎，其痘必稀而易愈。有才热半日一日而出者，由气血怯弱，毒多易于感动，如烈火易焚，其痘必密而难痊。初出三五相连而细者必密，单见形大而肥者必稀。

一热一二日而见点，眼眶不肿，二便如常，胫不软，唇不胕[1]，两颊不模糊，肌肉不浮肿者，吉。

一痘出稀疏，表里便凉，则毒必轻，兼大小磊落分明、不相粘连者，则托里解毒之剂宜略饮之，以助其起发贯脓收靥；如出太密，粘连模糊，则虽出而其毒尤甚，则托里解毒之剂宜多饮之，以防其陷伏痒拓黑靥之变。若通体虽然模糊，独面上喉颈胸背之处，稀朗分殊者，可治也。

一凡痘疹一色者善；若二色三色而作者凶。

一先吐而痘见即止者吉；有大吐而变凶者，胃败不能逐毒也。

---

[1] 胕 pāo：鼓起而轻软之物，如鱼的气囊。

一目光精彩、神映暸然、口唇红活而无燥白色者吉。

一痘作二三次出，至三日后手足心才方出齐，头面胸背稀少，摸之坚硬，根窠红晕，大小不一，肥满光泽，痘肉红白分明，势如笋出土形，朝暮易眼者吉。

一凡先于骨处见点而稀者吉，若于软肉无骨处先见点而密者凶，但忌头颈先见者，以毒盛而妄乔阳位也。

一凉而复热，热而复凉，连绵数日，然后从口角颧骨之处三两成对报点，至四日五日出齐，顺之兆也。

一看天庭太阳方广，二看头颈，三看胸背，四看谷道之所，五看地阁，六看肚脐，七看两手脉处，如数地俱稀少者吉。

险症当治

一痘初出头焦带黑，或色红紫，惨暗不明，谵语狂乱，大热不退，烦渴饮水者，此乃毒在血分，为血热毒盛之症也，宜急凉血解毒表托为主；大便秘结者，宜微利下，清解升托，如不急治，则黑陷不救。

一痘初出色白皮薄而光，但根窠微带一丝红色者，此毒滞气分，为气虚不足之症也，宜急以补气调荣为主，如不急治，则后痒塌而死。初出痘疮，惟此血热气虚二症而已，此时急宜治之，必待白转红活，黑转淡红，根窠明润，疮皮坚实，饮食能进，二便如常，则起胀贯脓收靥，一路无余恙矣。

一周身均稀，惟咽喉独密者，名曰缠喉，宜急清肺利咽为主，防至八九日间，水呛不食。

一自见点之后，身热终不退者，是毒气太盛也，始终宜用清解。

一出二三日身热不解，是以血耗，而根窠无红晕者，宜用当归活血散内加酒炒芩连。

一初出而胸前稠密者，急为清火消毒。

一放标渐多，兼见红斑而痘干紫，不起顶，不碍手，身热气粗者，宜急清胃、化斑、表托。

一初出灰白，顶陷不起，或起不碍手，根窠不红活，身凉而静者，此虚寒症也。如身凉而痘灰白，不进饮食或呕吐腹胀，寒气上逆，或泄清水而手足厥冷者，此纯阴之症也，治宜大为温补。

一手指头上先见者，为肝甲痘，可治。

一谷道中先见者，为阑门痘，可治。

一眼沿边先见三四点者，为攒眼痘，可治。

一小眦两边先见者，为囊眼痘，可治。

一头上两角先见者，为日月角痘，可治。

有头上先见点数粒，中有一粒极大深烂者，名尸毒痘，急宜挑破，以油脂和珍珠末封之，必待脓成化毒方可脱去，否则复聚成穴，气血为其所夺，诸痘难长矣。

一凡起势虽密，如根脚自分，太阳稀少，周身无成块之形而色不干红者，虽多可治。

一根盘已具，如顶未起，肌未松者，急与透托。

有一等白痘似粉，有盘有顶而软肥者，宜大补气血。

一痘白肉红者，固系气虚不能拘血，亦因火热流行于表，故宜凉血以清肌表之热，切忌归芎升散之剂。

一痘内黑外白者，是毒在里，宜解毒汤以清里，如内白外黑者，是毒在表，宜升麻汤以散表。

一痘出完而热甚气滞，其皮肉肿亮者，是毒气在内也，宜急内托，迟则其毒内攻而死。

一因夏日暑气熏炙，以致烦躁发渴而出不快者，用人参白虎汤加减服之。

一因冬月寒气所侵，以致肌肤栗起，鼻塞、声重、咳嗽而出不快者，宜参苏饮加减服之。

一因邪气所触而出不快者，宜用十宣散加减服之，外用乳香、芫荽焚烧以辟其气。

一因劳力在前，元气虚弱而出不快者，宜补中益气汤主之。

一因吐泻胃虚不食而出不快者，宜理中汤主之。

一便结口渴而出不快者是内有实热也，若便利口渴而出不快者是内有虚热也，若便利口不渴而出不快者，此内有虚寒也，宜细辨之。

一见标一二日，喉痛眼红唇肿者，此肝肺肾火旺也，如痘色气血交会者,宜急清解治之可愈;若色惨暗干红,则气血离散七八日内必至鼻孔出血不救。

一有色若灰桃,颗粒肥大,若按之硬手者,则红活可期,尚可救也。

逆症不治

一发热一日,忽尔拥出,形如蚕种,灰白稠密,身热腹胀,泻渴不止,头温足冷,及色紫黑干枯者死。

一初热即见点于太阳、太阴、额角、发际、印堂、司空、天庭方广之处,其色红紫,目红唇裂,痰鸣声哑者,是气滞血凝,妄吞阳位也,不治。

一牙床见痘者不治。

一初起全不起顶,如汤泡火烧之状,是气血两败,必九日后痒塌而死。

一痘已出而热一遍又出一遍者不治。

一连肉红紫一片,脸若桔皮,不分肉地者死。

一自腰下见点痘,腰上不见痘者不治。

一痘色白而皮薄,光润易破,根窠全无红色,三五日即长如绿豆大者,此痘决不贯脓,久后则成一包清水,擦破必死,不可因其好看,妄与下药。

一初出顶陷,中有黑点如针孔者,不治。

一周身匀称,独口唇细密者,名曰锁口,须防九十朝,不食发热而死。

一有独于三仓多者,名曰缦胸,须防九十朝,失声腹痛咬牙而死。

一有独多肩背者,名曰扳肩,脚下涌泉穴,肩上肩井穴,乃暗水潜行之道,凡津液润布于皮肤之内者,皆此井泉之水,而以肾为源也,毒盛于此,水道绝矣。且五脏皆附于背,背上太密,脏气伤矣,故须防发热作哑躁渴而死。

一起势不多,根脚肥润,色青与白,热盛神昏者,名曰反脚,三朝五日必死绝矣。

一初出先于天庭、方广、太阳之处见点,一粒突起,光亮好看,少顷又即陷没者,此名贼标,犹贼欲陷其城,先以奸细探之也,决死之症。

一初热腰痛,及报点而又大痛不止,标如蚕种,面赤气粗,烦躁昏乱者,主五六日必口中大臭,身出紫黑斑点,或口唇青黑,舌上发疔而死。

一胃热发黄,状如桔色而下利者不治。

一囊上两边先见痘者,后必黑陷。

一点火照看天庭、百会、巨阙、人迎等处,如有红点斑而在皮肤内者,出必重也。

一发热未透而即报点现标,而后复而不见,既而又出又没者,谓之弄标,盖痘凭热透,则肌肤通畅,自然易出。今热不透,则地皮未熟,故隐而又出,出而复没,气血衰弱之甚,无力发泄故也,必为难治。

一痘疹俱极稠密,而疹又不先解者,此名狩痘,不治。

一痘未出而身有紫红色斑或有数点黑斑,鼻血昏沉,身热烦闷者,死在三五之间。

一手足面部俱出,身热烦躁不退,耳轮耳背独无者,凶症也;惟周身稀少,红活滋润,标粒分明,耳土不出者无害。

一痘至三四日,脚酸不能立者凶。

一痘出时谵语妄言,如见鬼怪,好饮冰水,其斑先从腰眼而起者不治。

一发青斑黑斑如痣,及肌肉有成块青黑者,即时而死。

一肌肉里如被杖者不治。

一初出身有斑点,嘴唇崩裂或肿,口出臭气者,此胃烂发斑也,不治。

一舌卷囊缩者不治。

一凡先发无名肿毒而后出痘者,十有九死。

一遍体紫泡,刺破出黑血者死。

一痘稠密陷伏,烦躁狂叫,口中腥气冲人者,此邪火煎熬,肺烂胃败也,必变失声干呕喘促,七日而死。经曰:肺绝者,七日而死。

一痘出陷顶而脐窝内有疮者,百无一生,此肾经痘,主寒战咬牙而死。

一痘出谵语不止,昏睡不食,手足厥冷者死。

一起势因循,面多青黑而不热者危。

一初出吐泻不止,蛔虫从口鼻大便中出,而不进饮食者死。

见点谨治歌括

热透三潮痘见形,此为常候不须评,过期不及多乖气,论治先分虚实因。

数日蒸蒸不出齐，竟行疏发莫相疑，按方加药观疮势，表里和平痘本稀。

痘出常须令气匀，更宜和煖气如春，气匀出快无壅滞，偏热偏寒气不行。

头面呼为元首尊，咽喉紧隘是关津，莫教疮子多稠密，锁项蒙头总不应。

胸前头面总宜疏，手足虽多不用忧，若是遍身多密甚，却愁气血不能周。

初出形来艳色娇，定知皮嫩不胜牢，溶溶损破添愁绪，个个成浆喜气饶。

痘疮初出解咽喉，喉闭咽疮毒火烧，只恐后来封管签，挫喉声哑治徒劳。

若恐斑疮入眼中，古方护目有神功，眼多眵泪睛多赤，急泻心肝免毒攻。

眼里有痘，以象牙筋磨水不时点之。房中不时烧红枣烟以辟秽气，有痒处以茵陈做箇，点烟熏之，荆芥亦可，以上用至收靥止。

起胀[1] 药 起胀属肝

凉血活血药

生地酒洗　丹参酒洗　紫草酒洗　当归　红花　丹皮

清火解毒药

黄芩酒炒　川柏酒炒　川连酒炒　连翘　犀角治心肺热,磨服　山栀治鼻血,炒黑　麦冬清心顺肝止咳　花粉止渴　木通清小肠火　大黄通大肠,独用或三钱或五分　元参清利咽隔　羚羊治肝肺热,磨服

补血药 四物汤

生地　熟地　当归　白芍　川芎

补气药 四君子汤

1　起胀:《痘科类编释意》:"起胀者,痘勃勃欲长,有起发之势,颗粒尖圆而胀大。"

人参　白术酒炒　茯苓　甘草少用　加黄芩酒炒

起胀之日，此药宜审症选用，凡痘之出，以气血和平为主，尖圆坚实者，气也；红活明润者，血也；红活平陷者，血至而气不足也；圆实而色淡者，气至而血不足也；平塌灰白者，气血俱不足也；焮肿红绽，气血俱有热也。若至起发则透而磊落，尖圆光壮肥泽者上也；如根脚横开，皮起水涨者次也；如顶皮不起，根脚不开，犹是先出之形，不见新生之水者，此即谓之起发不透；如气本实者，此必外感风寒，宜用发表；气本虚者，此必不能饮食或兼吐利，宜补中气而兼托表；若时日已多，发犹不透，烦躁不安，啼叫恶热者，此毒在里，宜急松肌表托而兼解散热毒、导引心火可也。若谵语而妄有见闻时发狂叫者，此五脏热毒蕴积而阳气独盛，无气以和之，必大便不利，宜微通之，使里无流滞而外得快利也，甚至昏不知人、腹胀喘呼者不治。总之，起发之时，不徐不疾，以渐长大，尖圆磊落，光壮坚实，根脚红活，此气充足，载血而行，透彻诸疮，自然尖圆光壮，不须服药。若虽红活，顶平中陷，不成尖圆，色嫩皮薄，不能坚厚，后将变为痒塌，此留伏壅遏，乃气虚也，宜用补气。若疮皮薄色嫩，淫淫如湿者，此气不胜血，宜补气凉血。如浮囊虚起，壳中无水者，此气不依血，血不附气，将变为痒塌，为痈肿矣，宜十全大补汤加减主之。凡由红斑而水泡，水泡而脓泡，脓疱而结痂，有自然之序者吉也。若颠倒失常，尽由气血两虚，邪火冲击，变现为害。及初起发，疮头便带白浆者，不分何处，并非佳兆，不时口唇也。

节取冯氏起胀三朝顺险逆

顺症勿治

凡报痘三日，当逐渐起胀，先出先起，后出后起，痘胖一分则毒出一分，痘胖已甚则毒出已完，根窠红绽，顶肥碍手，面目潮肿，饮食二便如常而无他症者吉。此是气盛血荣于内，发扬于外，毒已受制，自当化毒成浆，不治自愈。

一凡痘疮自初至靥，并宜痘内暗晦，其外光润，所谓外阳内阴，少阴君火之象，反此为凶。若内外皆光，为纯阳无阴，治当补血；内外皆暗，为纯阴无阳，治当补气。

一凡痘疮之毒，必气以煦之，血以濡之，而后可得成热也，故于起发之时，光壮者气有余也，肥泽者血有余也，气血有余，表里俱和，不须服药。

一痘至起胀，其痘有小凹，名为痘眼，若根脚散大，浆色淡白，顶无痘眼者，此为水痘。

险症当治

一痘虽起发，干枯无水，谓之不肥泽，带着紫色，谓之不红活，其变为黑陷，乃血虚也，宜内用四物加减，外用胭脂涂法。

一形长大而色枯燥者，此气至而血不荣也，治宜补血；色红润而形平塌者，此血虚而气不充也，治宜补气；形平塌而色枯萎者，此气血俱不足也，治宜大补气血；色灰白者，气虚也；红紫起发者，血热也；红紫退缩者，血滞也。

一痘顶陷不起，若年寿之上痘起者，不必忧虑，如年寿上不起者，急与内托，及痘当起胀，而天庭、印堂不起者，亦宜内托为主，否则渐变不治。

一痘虽红鲜，但干燥而不充者，此火盛而血不足也，治宜退火凉血为主。

一痘充肥而带湿[1]者，此脾中有湿而气不足也，治宜去湿补气兼风药以胜之，但不可太过太早以损酿浆湿润之气。

一浮囊虚起，而壳中无甚浆水者，此气不拘血，血不附气，必后发痈肿，甚则痒塌而死，宜参、芪、芎、归之类加桂主之，使气血交会，方能化毒成浆。

一有因诸兽惊吓而痘随伏色变者，是心失其主，而血不能归附，气不能充托耳，宜用托里之剂，内加人参、远志之类。

一痘正胀之时，痘虽起发，然皮薄不碍手，按之清水便出，而痘色不暗，此谓假胀，宜急用参、术、芪、草、姜、桂之类提气贯脓方可成就，否则十一二日必不能回浆结靥而死。

一痘渐平塌，头面渐肿者，治宜急用角刺、参、芪、归、芎之类透托为主，否则散漫无拘，肉肿痘不肿矣。

---

[1] 湿：原文为"温"，今依文义径改为"湿"。

一痘因触以致痘陷，如石白硬者，则以芎、归、参、芪、白术、桂、姜之类主之。

一痘紫陷不起，或痘黑如疔者，此血分大热，急用丹皮、红花、紫草、当归、升麻、烧人屎之类，外则挑去恶血，可也。

一凡戛齿禁牙者，是肾气旺而肾阴不足也，主痘陷伏，宜补阴而逐之。

一当起发时，如四围起而中心平陷者有二。有血化成水，四围高起，但中心略凹下者，俗呼为茱萸痘，出中气不足发未透彻耳，治宜补托。有四围沸起，中心落陷无水，犹是死肉，其形如钱者，此名鬼痘，急宜攻托，否则渐变黑点，不可为矣。

一起壮之时，光泽滋润，势如水光，而根下之红仅有一线，以火照之，如琉璃灯样者，此为虚起，宜大补气血，托里救表，否则八九日间，必发痒塌而死。

一痘疮起发，中心突起，四围干平无水者，或里红外黑，此由皮肤闭密，滞而不行，痘毒郁而不散耳，治宜辛凉解肌，外水杨汤浴之。

一痘疮起发，彼此相串，皮肿肉胕，或于本痘之傍旋出小痘，攒聚渐胖成一块者，此痘最重，宜内加消毒，切守禁忌以防痒塌之变。

一痘红活光肥，以指捺之随破者，此血有余而气不足也，宜凉血补气，否则后必痒塌。

一痘久遇阴雨而不起者，治宜发表而兼燥湿。

一痘因内伤饮食，是以腹中饱闷或痛，以致中气郁而不起发者，治宜发表而兼消导。

一遍身俱起，手足独不透者，是脾肾虚也，急宜用人参、芪、术加桂枝补托。

一痘板实而不松者，血滞而毒绊也，平塌而不充托者气弱而不能拘毒也，滋补充托，犹可救之。

一凡月经所触者，急宜原红花煎汤调酒服之，更将艾纳肚兜，令母裹肚，房中多烧胶枣辟之。

一痘旧有疮疡勿愈者凶，宜培补气血佐以攻托。

逆症不治

一遍身皆壮而头面不起者死。

一腰腹俱痛，遍身紫点，如蚊蚤所咬，全不起脓，或发而紫泡者死。

一痘遍身黑陷，闷乱不宁，神气昏瞶者死。

一痘顶陷灰白，纹跂[1]出部，根窠血散，更加泄泻烦渴，唇白痰鸣，不思饮食者，是气血俱败也，不治。

一起胀时啼哭不已，日夜呻吟，烦躁不宁，狂言闷乱如见鬼神者不治。

一吐利不止，乳食不化或二便下血者不治。

一起胀时有六七粒细而成块，于中有一大者，扁活歪斜者不治。惟在腿足一二处者，宜银针挑破，以油胭脂涂之。

一起胀时，痘如烟雾罩定者，不治。

一起胀时手足处见而复隐，起而复塌者，此根本已坏，枝叶先萎之象也。

一凡全不起胀，变成灰陷者，或紫陷不起，而成干克陷伏，惨暗不明者，或发如水泡痒塌者，此皆血离气背，致毒下陷而外剥也，不治。

一凡起胀时，色如白饭，平塌不起者，死。此是毒盛血滞，不可认为虚寒之症。

一痘将起发，其中有发血泡者，此毒伏于心也，不治；有发水泡者，其毒伏于肝，必旋见痒塌而死。

一起发时根窠大红，头面皮肉红肿如瓠瓜之状者，七日后死；若遍身痘顶皆黑，其中有眼如针孔紫黑者，三日后死；若两腮虚肿成块，肩膊腰臀皆有成块坚硬者，五日死；若先出痘形，以渐不见者，三日内死。

一初出之时，半是水泡或才起发而便带白浆者，或未成脓而即干收者，是皆火性燥急，不应至而至，早发还先萎也，总是火毒所为，倏忽之间，焰息气绝而死。

一凡起发之时，痘疮稠密，又见隐伏烦躁狂叫之症或口中出臭气者，此毒火熏煎，肺烂胃败之气也；或不食失声者，咽喉溃乱也；寒战咬牙者，邪传肾

---

[1] 跂 qí：原稿不清，疑为"跂"，足多趾也。

也；闷乱者，神气丧也；体寒者，阳脱也；或呕或泻者，肠胃俱败也。经曰：五脏气绝于内者，下利不止；六腑气绝于外者，手足厥。凡见上症，皆不可治。

起胀痘治歌括

痘疮起发现根窠，红活充肥血气和，若是干枯青紫黯，急宜养血莫蹉跎。

四围沸起陷罟中，胃气亏虚发未通，外白中心或黑点，是名鬼痘急宜攻。

中心突起四沿平，外黑里红一例论，此是表邪多壅遏，疏邪发表令调匀。

发时磊落最堪夸，三五粘连便不佳，若是糊涂成一块，切防搔痒又来加。

头面斑疮总属阳，升生浮长类相当，微微渐肿疮红润，骤肿疮平可预防。

起发之时未试浆，口唇疮色早焦黄，如斯恶候无人识，俟得收时作祸殃。

出形未定先涵水，起发之初便带浆，脓水未成收靥急，不堪有此命终亡。

起发一时如锡面，皮肤胕肿形容变，其人能食乃为佳，食减气虚作凶断。

热有大小治不同，古人取譬似蒸笼，不知邪气分深浅，妄治何能得适中。

痘疮发起肿为奇，头面颈肿又不宜，五脏精华从此散，枭炎肆疟魄魂离。

贯脓药 贯脓属肺

生地一钱　当归二钱　川芎二钱　白芍一钱　人参一钱
黄芪一钱　白术一钱　茯苓一钱　木香三分
贯脓之日，气血虚者，此方主之。归、芎、芍、地，补血之要药也，而和血活血之理存焉。参、苓、芪、术，补气之要药也，而顶脓送毒之理存焉。少用木香以行气血之滞。血热者加凉血之药一二味；毒盛者加清解药一二味；饮食停滞者，山楂、广皮、砂仁俱可选用。

凡痘好歹，在脓贯前七日至贯脓之后，事已定矣。方书用蝉蜕、僵蚕、地龙、全虫、桑虫、穿山甲、地鳖虫恶毒之类，欲以毒攻毒，非惟无益而反有害，所谓色恶不食，臭恶不食者是也。

节取冯氏贯脓三朝顺险逆

顺症勿治

夫毒必由脓而化，故有脓则生，无脓则死，然脓者气之所拘，血之变也，是以顶肥光润，根窠血聚者，则自有脓生之兆也。若见顶陷灰白、根窠血散者，则自无脓，死之微也。凡四五朝身发潮热、根红顶白、饮食俱进、二便如常、神气安静者吉。

一痘至养浆，尤宜禁戒，盖在起发之时，其病未久，气血犹强，足以御其乖戾之气，至此则气耗血虚，精神减损，少有乖戾，不能任之，况正在秀发之时而欲成实之候耶。

一痘至五六日，毒化成浆，初色发白，次变色绿，后如苍蜡，肥满光泽，根窠红活，以手按之，其皮坚硬，其浆脓软，更无他症者吉。

一凡根窠红活，为阴血得宜，痘顶变白，为阳气得宜，乃气血交会，阴阳通运，兼之变白之中而脓浆淳厚者，是血所化而毒所附，则阳中有阴，是乃阴阳交泰，吉之兆也；否则内为空苍，外为茱萸，气血俱竭，而欲不死也难矣。

一凡痘不先不后，肿过颈项，浆到胸前，其脓方带黄色者，此为真浆，其阳物头上亦要浆充满为妙。

一两手足背，浆亦要满足，盖此属脾胃，否则临靥必不能食而多变症。

一凡看痘，更须详察痘母光润，脓浆充贯，则余痘虽次，终亦无害，但亦补托为主。

险症当治

一痘起胀，光泽可观，然以手摸之，则软而皮绉者，此浆未满而气馁，即宜保元汤托浆，否则难靥，甚至发痒。

一痘灰白，浆不满足，皮薄易破，欲成倒塌者，急与保元汤加桂米主之。

一痘色红紫，浆不满足，欲成干枯黑陷者，急与芎、归、生地之类，活血凉血，充托灌浆。

一痘遍身灌脓，忽变灰白，此属虚寒也，宜温补托里；如变红紫者，此属实热也，宜凉血清表。然有因邪触者，其来必暴，不可不详。

一痘已起胀贯脓，至七八日大便久闭者，急与归尾、枳壳、生地、黄芩之类，否则至于靥时，必发大热而死。

一痘贯脓作痛不止，其症有二。有滞气作痛，痘必光泽，治宜行滞；如血热作痛者，痘必红紫，治宜凉血，然不可太甚，恐血滞浆停耳。

一凡两颊、鼻准、额角高突之处稠密者，是五脏毒气所聚，最易擦破，此地一伤，则诸痘尽伏，毒即内攻，故宜切为守护，恐误抓破，即时牢封，仍服内托，若得复起充灌，诸痘如常，或于空处增出增痘，点虽细少，易灌易回，是余毒得以复出矣，又为吉兆。

一凡眼眶紫黑者，是枭毒攻冲，是肝受损也，或因久嗽亦然。

一方灌脓时即有回意太早者，须防元气不足，宜用保元而兼托里。或痘燥者为血虚，允宜养血。

一灌脓时声音低细者不妨，如忽热声哑，复胀气粗者，其四关紧要之处必有疔或贼痘，急宜查看挑破，以油胭脂珍珠末牢封之。

一头面行浆而下部空虚，则毒标于上，可免危亡之患；若手足先贯而上部空虚则毒陷于内，难免丧生之害。

一痘破成块者，此内陷也，用白龙散以外敷，而内补托也。若连片皆有，或处处有二三个者，凶。

一将灌脓，口渴烦躁，发呛喘逆者，凶。

一灌脓时，痘似充满，而中实空软者，此名空疮痘，极恶症也。若痘中略有清水，根窠起胀，血附红活者，急用参、芪、芎、归、人乳之类以救之。

一灌脓时，发泡如弹子大者，急用白术、茯苓之类，壮脾胃以利皮肤之水，若发紫泡者，不治。

一贯浆时成片作烂，脓水不干者，宜大补气血兼渗水之药，外用败草散敷之。

一贯浆时色白如水晶，内无脓汁者，切勿轻视，十一二日宜防痒塌，十四五日必致命终。宜早投内托散加丁香、干姜，或木香散加糯米、乳酒之类。

一七八日间，其浆已成，而寒战咬牙者，此里虚也，当保元汤加丁桂之主，如战止结痂者佳。

一贯浆已满，热毒已解，至收靥数日不焦者，若痘色如初，此亦无妨，非虚气不能收敛，或脾虚不渗泄，但用八珍加补脾利水之药，而痘自然敛矣。

逆症不治

夫毒假浆成，毒促浆化，如不脓者死。

一痘红色紫焦枯，贴肉不起，而皮厚黑如铁，挑之不破，无浆血者，谓之铁甲痘，乃气涩而不荣，血枯而不润，必八九日死。

一灌脓时忽而眼开者，及目中神光不明，珠色渐转红赤者不治。

一灌脓时纯而清水，皮白而薄，与水泡相似者，则三四日必抓破遍身而死，然有内含清水，外带黄土色者，不可认为老浆，以致不救，宜急温补，十生一二。

一痘干枯，全无血水者，名曰空疮，决死勿治。

一抓破天庭、山根出鲜血者，不治。

一两脸光硬，色如桔皮，二便俱秘，目闭声哑，腹中胀满，肌肉黑者，死。

一吐利不止，二便下血，乳食不化，药食直下，肛门如筒，及痘烂无脓者死。

一诸痘有浆而天庭不起者，不治。

一红肿蚤退，疮陷无脓，目如鱼睛者不治。

一痘脓时，眉心、鼻准、耳轮、唇、口、两颊先有焦枯黑靥者，名倒陷也，不治。

一头面肿大，疮尽抓破，黑陷深坑，恶臭异常，咬牙禁口者死。

一寒战闷乱，腹胀烦渴，气急咬牙，头温足冷者凶。

一七八日有一等充实肥满，挨摸不破者不可认作痘好以致后悔，此名铁壳空疮，宜用酒煮麻黄一钱、生附三分，再加托里之味，令其变成烂痘，方可活也。

一时时张口，似吐不吐，有声无物，及声嘶者，此胃中有疮，腐烂在内，乃至恶之症，急用犀角消毒饮加甘、桔、元参、牛蒡子，早则可救，迟则喉烂不食而死。

一中心黑陷，四畔突起戴浆者，此毒随血走，气不为用也。若中心戴浆，四畔干陷焦黑者，此气附毒出，血不为使也。若为血泡，色紫易破者，血热妄行，不能自附于气也，通为不治。若为水泡，溶溶易破者，此火湿并行，气不能敛束也，此症若能食便调者，可调养气血，补脾渗水则愈。

一痘脓后有口臭蚀唇，甚至颊穿臭烂牙落者死。

一痘出正盛，或至痘后而声哑气噎者，及药食咽下腹即鸣者，死。

一痘如针孔，浆水自出者，此胃气已败，其液外脱也，必死。

一痘四弦突起，中间有凹，形如光亮好看，内实浆板不化，此名石口，决不贯浆，必死之症。

一口中无物而时嚼者死。

贯脓症治歌括

痘熟浑如果熟形，外无娇色内多津，脓浆饱满迥疮蜡，可许如期结靥成。

待到成浆却要浆，切防清水及空囊，囊空无水邪犹伏，清水非浆痒莫当。

浆由气血毒由脓，毒化浆中气血功，充灌不知该气血，犹无米面整炊笼。

痘疮只说待脓成，谁晓脓成未必凭，饱满坚牢诚可喜，湿淫软薄又堪惊。

失气原来足太阴，肠中贲响足阳明，相同泄泻休轻视，谷气消亡大限临。

遍身疮痘欲成浆，只要其人脾胃强，食中更兼中气足，便清能食却无伤。

疮痘皮嫩色娇红，待得成脓痒又攻，预此须防先补托，破时必贵痘重脓。

痘疮正色喜红鲜，到得脓时又不然，曰白曰苍皆正色，若尤红嫩转为愆。

正面诸疮不可伤，略伤一处便非祥，暂时作痒浑无忌，破陷干平目下亡。

收靥药 收靥属脾

痘有破湿处者，用干茅草受日月雨露多者，洗净晒干烧灰渗之水，粉松花炒用亦可。

白术酒炒　米仁炒　淮山炒　茯苓各一钱　丹皮一钱

木通一钱　当归一钱　白芍一钱　银花钱半

收靥不快者，此方主之。补脾利水，则痘自然结靥矣，故方内皆补脾利水之药，佐丹皮以行血中之气，净银花以解痘后之毒，白芍所以和阴气，当归所以生阴气。热甚者加川柏，口渴者加麦冬，食滞者加山楂，带核研末，能润大肠，且山楂有催疮之功，自发热以至收靥可以通用。

节取冯氏收靥三朝顺险逆

顺症勿治

凡痘靥自上而下者顺，从脚循腰以上者逆，必回至心窝便死。若早能提起元气，使回浆自上而下为妙，惟有先从阴颈上先收者，此又为佳候，不在自下之例。

一痘至血化毒解，脓似苍蜡之色，从口鼻两傍人中上下面部，渐至胸腹而下，以至两腿，始乃额与肩背一齐结靥，内症全无，饮食如故，神爽身轻者，并手足心或手指尖及阴上先收者吉。

一痘色苍蜡而有微热者，乃烧瘢之候，不必忧治。

一痘鼻梁上先焦者，虽凶不死。

一凡痘回至颈，切忌过用黄芪，盖痘欲回而芪复托之，则升降不定，毒必内攻而死。

一靥后忌食五辛，恐热毒熏于肝膈，眼生翳障耳。

一凡痘系危症，气血大虚，多服补剂，渐有脓色，而将收靥有热者，当于补剂中加凉药。若谓将靥，去补剂而竟与凉药，更用下利，令其速靥，是令其毙也，虚者复虚，毒反内攻而死，此必然之理也，又已然之验也。

险症当治

一痘当靥，而流浆不已者，或因过表，以致斑烂；或因饮水过多，水溢皮肤，宜用白术、茯苓、白芷、防风之类去湿渗水。

一有湿气太过，疮皮侵淫，犯之则破，溃烂难靥者，必脾强则生，脾弱则死，然有因前脓未曾灌透，色似灰桃，至十四朝复灌行浆，此虽愆期，治法宜同正候，惟因恣食毒物，透托太过，是以热郁于中，作烂痛极者，治宜清水解毒。

一十二三日，其痘收日，如火烧烟之象，此时生死，当看舌红喉清、言语不变、饮食能进、便如常者吉；反此者逆。

一痘当靥不靥，发热谵语、小便不利、大便燥结、烦躁微喘者，是热毒盛于肺经，无阴气以敛，急宜用清金解毒，甚则下之。

一浆未稠脓，顶未饱满，面肿忽退，目闭忽开，疮脚散阔，色白皮破而干燥，似靥非靥，或如豆壳者，此因气血虚极，津液枯竭，不能外续，其毒乘虚内入，名曰倒靥，此症极险者也，急用参芪补托。如复肿起，庶或可治，故痘多毒盛者，最要预为解毒，随后大补气血以助灌浆，否则气血不能周灌，即有是症矣。

一脓汁不干而能食者，时与葡萄食之，以其能利小便也。

一面上痘子稠密，而忽一时尽黑者，此为假收，不作正靥，治之不早，必致死矣。

一痘靥时有臭气带腥者佳；若无臭气者，名为生痘，尚有余毒未发也；若臭气如烂肉不可近者，此火毒败坏之气，虽似结痂，未可便为吉论，急与清利解毒，缓则变生不救。

一痘当靥不靥，泄泻不渴，寒战咬牙者，此虚寒也，宜参、术、炮姜之类主之。

一痘欲收而唇口干紫，连结渣滓，而颊红者，是乃将成肺痈之候也，治宜清肺解毒。

一痘脸上未收而耳先收者，其症有二。如耳冷者，则用枸杞、故纸、当归、白芍、川芎之类。如耳热者，则用酒芩、连、归、芍及解毒之类。

一靥至颈至腰，而数日不靥者，有热则清利二便，无热则培补元气，助脾渗湿。

一痘臭烂深坑者，宜生肌散敷之。

一痘成熟之际，其色淡，甚或白者，宜用助血药以养荣。若色紫黑者，是热极也，宜用凉药以解毒。

一凡喉内锁紧，肿痛难靥者，且饮食难咽，烦躁作渴者，是热留肺胃也，宜急用清利，勿视泛常，倘足冷自利者，乃上热下寒，宜用从治，引火归源，切忌凉药。

逆症不治

一痘当靥而遍身未见稠脓，唯口唇上下痘先黄熟者，是毒气内攻于脾也，及诸痘未靥而口唇先腐烂者，及唇白到舌者，并皆不治。

一痘至收靥，口中无物而空嚼不止者，死。

一面部肚腹未靥而脚先靥者，不治，盖阴胜于阳也。

一遍身臭烂而不可近，痰壅气促，目闭无神者，死。

一发痒抓破而不见脓血，皮捲如豆壳干者，不治。

一将靥而寒战咬牙，手足动摇，口噤目闭，腹胀，足冷过膝者，不治。

一遍身虽靥，尚存数粒不靥者，犹有杀人，如蛇退皮，一节破伤，退不全者终死，故不可不慎。若至项下或至胸前而住定不靥，服药不效者，胸为受气之所，是气血亏甚也，不治。

一痘皮薄而软，色白如梅花片子，靥薄易落，疤白血枯者，此为假靥，必十一二日毒气内攻而死，急进温补气血，如有泄泻、喘渴、腹胀、寒战、咬牙者，不治。

一两腮坚硬，按之如石者，及泄泻不止、遍身溃烂而声哑足冷者死。

一呛水失声或干呕不止，痂皮不脱，不思饮食，昏溃闷乱者，死。

一牙龈腐烂，臭不可近者，是胃败也，不治。

一凡病后弄舌者，凶。

一痘后伤风伤食而即瘦脱者，不治。盖脾主肌肉，是土崩脾败也。

收靥症治歌括

阴阳界限在人中，任督分来上下通，宜向此中渐收靥，阴阳相薄得和同。

阴阳相济得相成，阴寡阳孤势不行，不信但观头与足，痘疮难靥理分明。

莫言收靥已无邪，不疾不徐方始佳，太骤只防余毒壅，太迟溃烂不成痂。

痘臭须知有几般，时人莫把混同谈，方脓见此为凶吉，靥日当知作吉看。

待到浑身脓水干，时人忽略怠心潜，不知禁忌多翻变，一篑功亏九仞山。

收靥休得日数拘，几曾依例不差殊，但凭本痘分疏密，且向其人论实虚。

但到收时脓自干，收藏敛束贵周圆，莫教溃烂痂皮嫩，至此还将倒靥看。

收靥原来贵整齐，臭腥溃烂是凶时，过期见此还为顺，未及靥然作逆推。

落痂药 痂靥或肿毒赤痛，用滥茶叶捣如泥盒患处。

生地一钱　当归五分　人参二钱　茯苓二钱　荆芥四分
川柏二分　知母一钱　麦冬二分　丹皮一钱　净银花一钱

痂后有余毒者，此方主之。自发热以至结痂，耗散气血无有不虚者。用归、地、参、苓双补气血，贫者乳蒸白术以代人参；荆芥、银花，消风败毒之药也；川柏、知母，滋阴降火之药也；润肺止渴，须用麦冬；和活气血，须用丹皮。婴儿不任药饵，煎荆芥银花汤，调人参服之。收靥之后痂亦渐脱，其疤鲜明光润，既无赤黑，又无凹凸，容颜依旧者，此乃大顺也；若靥后痂落，五官废缺，四肢伤残，毛发甚脱，形容大改者，此险中得生者也；面痕黑污者，须用减斑散。临睡蜜水调搽，至晓以水涤去，自然白莹光润，更宜爱护，不得早见风日。如瘢突起者，此热毒未尽，宜用解毒防风汤，如陷下成凹者，此脾胃虚而不能长养肌肉也，宜用人参白术散加黄芪主之。若痂不脱者，以百花膏润之，令其速脱，迟则深入肌肉，而成瘢疤。若久不脱者，是肺主皮毛，脾主肌肉，二经血虚作热也，宜内用补血凉荣之剂，外用麻油和蜜涂抹，痂得油润，自脱也，不可强为剥去，致伤皮肤，或疮溃烂，或变头癫。凡头面浑身疮瘢黑暗者，未可便谓无事，犹恐日前未尽作脓，而到靥归肾也，宜细别之。如身壮热少食，大渴烦闷，昏睡便利或秘者，此真倒靥归肾也。若身温煖爽快，二便饮食调匀者，此乃疮瘢本色，无虑也。如瘢白色者，是气血虚也，急用大补气血。如收靥既迟，痂亦难落，肌肉新嫩，不宜洗澡，增减衣服。盖表气已虚，六淫易袭，兼疮毒久困，里气必虚，肠胃必弱，不宜饮冷及伤饥饱，痘中做病，日后难疗，与其受苦一生，莫若谨慎百日。

节取冯氏落痂三朝顺险逆

顺症勿治

一痘疮收后，痂厚落迟，离肉不粘者吉。

一痂落后，瘢色红润，而无凹凸，饮食二便如常者，吉。

一凡自食痘痂者，虽有他症不死。

险症当治

一痘已结痂而不焦落者，是余毒为害，或过食辛热之药，留热肌表也。或遍身尽落，惟头面不焦脱者，是聚毒于阳会也，宜用大连翘饮加减食之。

一痘痂至二旬，或一月，粘肉不脱，或发痒者，此固表发太过，气虚无力煦之，血虚无力濡之，治宜参、芪、归、地之类调养气血，更佐荆芥以达肌表，且散腠理郁伏之火也。

一有发痒，以致剥去痂皮，仍复灌浆如疮疥者，此血热气虚也，宜用参芪补卫，而加丹皮、地骨皮、地黄、连翘凉荣之味。

一痂不落，而反昏迷沉睡、不省人事者，此脾胃虚甚也，宜用人参清神汤主之。

一靥后而瘢红紫者，是血热毒盛也，当与凉血解毒为主。

一痘痂而唇不盖齿者，急与败毒凉血，否则定变走马牙疳而死，或因血气枯槁，不能润养，督任二脉缩急者，当从补养。

一痘后而口噤僵直，腹痛绕脐，冷汗如雨，其痛定汗止而脉弦紧者，是因痂受风寒也，宜散风养血，如秦艽、钩藤、归、防、姜、桂、木香之类。

逆症不治

一痂后泄泻不止、目中无神而面色青者不治。

一忽发大喘、面颊枯白、唇白者死。

一痘痂雪白者，是气血尽也，如不大补气血，必死。

一痂后发惊，是心气已绝，神无所依，不治。

一凡咽物作噎，喉中如锯，腹胀虚鸣，痰喘头汗者，死。

一凡一病未已，二病复生，五行胜复相乘者，死。

落痂症治歌括

落痂自脱痘瘢明，无凸无凹皮肉平，容貌不殊原未病，泰来否去一番新。

落痂之后瘢赤黑，受养能教瘢自灭，突起还将风热论，凹陷却因虚里得。

靥后痂皮令自脱，日久不脱脾胃弱，莫教抓搯又伤肤，翻覆成疮肤似剥。

痂脱瘢痕黑暗多，劝君未可许无疴，毒邪归肾谁知得，只要其人表里和。

收靥迟迟不脱痂，神昏喜睡无此他，只因虚弱神还倦，缓治求痊不必嗟。

落痂胃气未全舒，饮食安能便有余，若使食多休浪喜，胃中邪热未消除。

痘后新虚气未平，更宜调和保平安，皮肤嫩薄风寒袭，胃肠伤残水谷停。

痂后新凉脉气和，已知表里尽无疴，脉洪身热防余毒，解毒调荣受益多。

种痘法

待春和之时，看地方出痘者，不过数粒，人人皆然，此是天道淫气浅薄，乘此一气，取痘靥圆净坚厚者一二粒粘绵内，待儿睡熟，塞鼻孔中，男左女右，止塞一鼻，七日应时发热，是其候也，或早或迟，皆非所种，时气极难，若过气便无定局，慎之慎之。

痘遇天癸

痘疹发热，非天癸之期，而忽行者，此因毒火内动，扰乱血海，迫经妄行，是以未及期而至也。其疮必多，其毒必盛，宜元参地黄汤凉血解毒为主。如天癸久不止，则中气虚弱，恐成陷伏，十全大补汤去桂补托，更有热之时，正值天癸之期，此即污得去，毒从污解，热从血清，而疮自出，不须施药，遇四日而犹不止者，邪乘血室之虚，迫血妄行，宜先服小柴胡加生地黄汤，以清血室之热，后用八珍汤加黄芪以补气血之虚，更恐经走则虚，痘触恶气，乘虚多变，宜用芫荽煎汤洗净阴器，又用艾茸布包紧纳阴中，时时更换，再服参、芪、归、地之类，虚寒者加炒黑干姜。且有发热见点之时，适遇天癸，当至不至，血郁于内，但见点滴者，宜桃仁、归尾、红花、香附破血之类，不可使其有盈，更不可使其有亏也。倘遇经期而痘如常，无腹痛他苦者，不必过治，任其自然而已。

余纂《医理信述》，原不为检方觅药者设，然方乃古人之成法，药为医家之卒徒，知其理而不能用是药者有之，用其药而不能成其方者有之。盖立方如布阵，用药如用兵，必仿古人之方而运之于心，然后调度药品配合阴阳，则药强者自守节制而不敢猖獗，弱者自能振兴而不致委靡，此所谓有制之兵也。如是则用药之法，亦不可不讲，因思各症中惟痢疾犹显见易明，故特补末卷。夫亦举一以知百之意，则见有是理自当用是药，自能成是方，有不期然而然者。

黄岩夏子俊云颖氏自识
黄邑郁文堂陈世海镌刻

昔夏先生云颖茂才精于医，本生平所应验者，以印证古人之论说，辑为《医理信述》六卷，《秘录》一卷，《补遗》一卷则专论痢疾也。神明乎前哲之方，审慎乎对证之药，其自叙与凡例，言皆简易而著明矣。板凡再刻自辛酉兵焚后世罕传本，其六世孙畏三惧其泯焉，从其家藏稿本出资重刊而属藻识其简专，藻维卢扁已往方术多歧，非夫读书明理之人，则不能荟萃群言以折衷至当，惟先生集古人之长而弃其所短，有本非医家言而所论深得病源，则博考而录之，有虽系专科而说有伪驳则汰之，谓非上下古今碻有心得者乎？麻疹痢疾两耑[1]，为证甚习，而为害甚烈，时医每不得其要领。先生则于痢疾分初治、中治、末治，凡三候。痘疹则分发热、见点、起胀、贯脓、收靥、落痂，凡六候。使读者无论知医与不知医，皆可按候而求治，诚救世之秘宝也。则畏三之刻是书，不惟使前人之著述得永世而不坠，抑亦普济世人，即以孝子之心，寓仁人之术者欤。

光绪十年夏六月江僎藻

---

[1] 耑 duān：书面语，同"端"。

|痢疾目录|

痢疾

痢之为病，欲去则闭塞难通，淋沥不净。不去则里急后重，下迫窘痛，实属无形湿热之气，结滞大肠，升降不得其权也。此病多发于夏秋之间，乃暑气之时症也。经云：夏伤于暑，秋必疟痢。盖长夏间湿土用事，其令至热，热则节饮食，谨房劳，肠胃不为生冷所干，气血流通，湿热之气，无由而滞，则何痢之有？皆缘饮水含冰，恣啖酒果，油腻过饱，奔驰过饥，兼之七情六欲，日夜交攻，以致湿热闭遏，伏于肠胃而不去，偶或调摄失宜，挑动病根，而痢作矣。

痢为湿热之积，积于气分则白，积于血分则赤，赤白相兼者，气血俱伤也。是病也，始于足太阴脾经，传于手阳明大肠经。大肠为肺之腑，肺主清化，脾土受病，则不能生金，而金失清化之令矣。脏不受病，而病在腑，故大肠受之。大肠于行为金，于令为秋，秋时阳气始收，火气下行，蒸发湿热之积而后痢。

故多在于夏秋之间，家传户染。吾故曰：暑气之时症也。或曰：亦有不因时令，而竟里急后重，垢腻之物频并而下，四时皆有患之者，何也？余曰：此即古名滞下。仲景治痢，与滞下混同立论，而无分别，考其诸方，亦未见其有分治者，独刘河间之说稍殊。然令气虽有不同，而湿热郁积则一也。余所言者，受病之原与发病之因。受病之原，原于暑，发病之因，因于人。至于病之新久，人之强弱，以及表里阴阳胜复之理，全在用药之得宜焉耳。

初治法

治痢大法，始当推荡。痢下白物，湿热伤肠胃之气道，气滞于脂膏，而血络未伤也。惟行滞气之药为主，而以行滞血之药为佐。盖血随气行，气滞而血未有不因之而滞也。利下赤物，湿热伤肠胃之血络，血凝于络脉，而深入阴分也。惟行滞血之药为主，而以行滞气之药为佐，盖气行血附，血滞而气未有不与之俱滞也。

第一忌温补收涩，初起时，人强积盛，正可推荡湿热，湿热既去，而痢自愈，若用温补收涩，则湿热愈盛，而痢愈炽矣如真是久病虚病不在此例。

第一忌大下，时令下行，气血下坠，而复用承气等药以下之，是病降而药又降之也。且痢疾原属无形湿热之气蕴蓄肠胃，使升降不得其权，药宜推散磨荡肠胃之湿热。于七日之前，连服数剂，自当渐愈。况下药迅速，一去之后，痢仍如旧，徒伤正气。邪气全赖正气而去，正气损伤，而邪气不除，强壮者犹可，怯弱者必危矣。昔丹溪谓仲景可下者，悉以承气下之。大黄之寒，其性善走，厚朴之温，善行滞气，缓以甘草之甘，饮以汤液，荡涤肠胃，滋润轻快，积行即止，故后世多遵之。不知仲景可下者下之，而不可下者亦下之乎？何其无仲景之明，而偏执仲景之法哉。

第一不可分利小便。分利小便者，治水泻之法也，以之治痢则乖矣。痢因湿热胶固，津液枯涩，若分利小便，则津液愈枯，滞涩愈甚，故忌分利小便之药，以涸其津液也。

第一忌发汗。痢有身发寒热，头痛目眩者，此非外感，乃内毒熏蒸，自内达外，虽有表症，实非表邪，倘一发汗，耗其正气，则邪气愈炽矣。或曰：此时疑似难辨，将何法以治之？予曰：但用疏散肠胃之湿热为主，略加轻清解表之药一二味，则得之。设有真正表邪，另有治法，不在此例。

通治初起白痢推荡之方

苍术米泔水炒，一钱五分　川朴姜汁炒，一钱　木香一钱　槟榔一钱　陈皮一钱　枳壳一钱　青皮一钱　香附酒炒，一钱　加生姜三片

此方推荡气分之白痢而血药自在其内。

通治初起赤痢推荡之方

香附酒炒，三钱　桃仁研如泥，钱五分　归尾半钱　川芎一钱　红花一钱　槟榔一钱　苍术制，一钱　川朴一钱　木香一钱　加生姜三片

此方推荡血分之赤痢而气药自在其中。

有气血并伤者，以前二方分赤白多寡加减而用之。大约白而兼赤者，治气而不治血。赤而兼白者，治血而犹须治气，盖气行而血自行也。

初痢不宜用寒凉，寒则凝滞，热则流通，故前方皆用温散温利之剂。

湿胜于热则寒，腹痛后重，小便清长，口不渴即渴而不喜饮，喜热畏冷，加姜桂以温之。

热胜于湿则热，腹痛后重，小便黄赤，口渴喜饮，畏热喜冷，加川连姜汁炒，一钱，减苍术一钱。

身热头痛，畏寒恶风，此太阳经病也，加羌活、苏叶各一钱。

或独身热而不畏风寒，或寒热往来，此阳明少阳经也，加干葛三钱、小柴胡钱半、香茹一钱，渴加川连姜汁制，一钱，去苍术、青皮、陈皮、香附，大渴多饮再加石膏、知母各一钱。

初起恶心呕吐，胸膈胀满，此系客寒犯胃，新饮食未曾化热也，加半夏制、草蔻炒，研，各一钱。此症口必不渴，如口渴多饮，饮后作胀，胀去复饮，乃湿热交攻，半夏、川连须并用，去苍术，加滑石研，三钱。

初痢积毒盛者，白必粘腻，赤必干黑。趁其初起人强之时，方中加三棱、蓬术俱醋炒、红曲炒、元胡、五灵脂、砂仁、麦芽、山楂、神曲，分赤白选而用之，于五日、七日之前。七日之后，病当渐愈。若忽略于前，积气逗留，人衰胃弱，痢势大作，攻补莫施，每多难治。

中治法

痢疾初起，用前药推荡三五剂，则湿热已去，理当痊可。而犹粘滞不清者，皆因气血衰弱，不能传送湿热，不可用前药，愈伤气血。亦可不用补药，壅塞湿热。法当用清平之剂，调和气血，而痢自止矣。刘河间曰：和血则便脓自愈，调气则后重自除，此两言者，诚为治痢之要旨。

通治白痢清平调气之方

茯苓去皮，三钱　陈皮一钱　砂仁去壳，研，一钱　木香三分　甘草三分
谷芽炒，三钱　神曲炒，三钱　加生姜三片

通治赤痢清平和血之方

当归半钱　生地一钱　白芍酒炒，一钱　川芎五分　木香二分
条芩酒炒，一钱　干姜炭三分　荆芥炭三分　甘草二分

以上二方，调和气血，不伤正气，治者量其积滞之轻重，审其气血之虚实，以意加减之，可也。

如怯风恶寒加羌活、苏叶、生姜，去白芍、生地、黄芩。

如身热不恶风寒，加干葛。

如往来寒热，加柴胡、生姜。

痢疾有往往兼带外感风寒暑湿之微邪，或恶风寒，或寒热往来，或独身热。此时欲治真正表邪，犹恐外耗正气，而内邪愈盛，欲单医痢疾，又惧外感无形之表邪，乘虚内陷于肠胃，与湿热之毒相并，而成坏症。故前症有兼太阳之风寒者，加羌活、紫苏、生姜，轻清走表，以疏皮毛之风寒，且风药又能散湿。有兼阳明之邪热者，加干葛以解肌肉之热邪，且干葛又能清暑气。有兼少阳之寒热往来者，加柴胡、生姜和解半表半里之寒热。如此，庶几治外而不伤于内，治内而不遗乎外。时医不知表里轻重、先后缓急之法，或大汗，或大下，或偏寒，或偏热，至死而不悟者多矣。

末治法

痢疾迁延日久，各症不减，或反加重，理当别治。竟作虚看虚回，而痢自止。若必待痢止而后补，补亦晚矣。

通治久痢气虚调补之方

白术土炒，一钱半　人参一钱　茯苓去皮，一钱　枣仁炒，研，一钱　陈皮一钱　砂仁去壳，炒，研，一钱　木香二分　甘草二分

气陷后重，加升麻、柴胡各五分、黄芪蜜灸，一钱，提其下陷之气。

无火加炮姜、肉桂各五分，甚则加熟附子五分，空心服八味丸二三钱。

通治久痢血虚调补之方

熟地半钱　当归半钱　白芍酒炒，一钱　川芎五分　茯苓一钱甘草二分　人参五分　黑姜煤三分

脾胃虚弱者，加白术土炒，一钱，枣仁炒，研，一钱，去熟地。

水衰火盛，每日清晨服六味丸二五钱。

以上诸法皆痢疾之正治，其未备者，悉择诸名家论治方案，载后合参之，则自得焉。

明医合参

经曰：安谷者昌，绝谷者亡。

夏子俊曰：经文原不专为痢疾而发，而痢疾为尤甚。盖湿热胶固于肠胃之

中,全借水谷之糟粕而化,若谷气不进,脾气日衰,不死不止。故能食者轻,不能食者重,绝不食者死。

李时珍曰:血痢已通,腹痛不止者,乃阴亏气郁,药中加川芎,气行血调,其病立止。

医书云:有一等五色痢者,五脏蕴热重腐脏腑,五液俱下,故其色皆见于外,极危症也,须用金银花。

又云:复有毒痢一症,或痧毒内陷,下脓血,各药不效者,当于和血行气药中,加以解毒,如金银花之类,每剂须三钱。

夏子俊曰:考金银花感土之冲气,禀天之春气,味甘平,无毒,入脾经,性极中和,大能清热和血解毒。李士材曰:今人俱入疮科,忘其治痢与胀,何金银花之塞于遇乎?用者当知,解毒和血,花力为优,煎丸皆可。祛风坚骨,藤力更大,酒蒸尤宜。

戴氏曰:痢虽有赤白二色,终无寒热之分,通作湿热处治,但分新旧虚实,与赤白带同治。

丹溪治痢十法

治痢须分表里。在表者,必恶寒发热,身首俱痛,宜小柴胡去人参加白芍和之。在里者,后重窘迫,腹痛急坠,宜承气下之。腹痛者,由肺金之气,郁在大肠之间,以苦梗开之。血痢久不愈,属阴虚,四物为主。大孔痛,清之,温之。久病身冷脉沉小者,宜温之。暴病身热,脉浮洪者,宜清之。先水泻,后脓血,此脾传肾,贼邪难愈。先脓血,后水泻,此肾传脾,微邪易愈。倦怠嗜卧,饮食少进,宜参、归、陈、术等药补之,虚回而痢自止,气行血和积少,但虚坐努,责在亡血,以当归为君,白芍、生地、桃仁佐之,陈皮和之,血生自安。

夏子俊曰:丹溪言在表者,以小柴胡乃少阳经之一症也,若在太阳阳明,又当别治。初起人壮积盛者,白芍亦不敢用,恐白芍酸败肠胃之湿热,愈增窘迫。肺金气郁,大肠为肺之腑,大肠既有湿热留滞,则肺金经必有郁滞不清。古人用桔梗以利肺气,知肺气喜通利,清脏以及腑也。倘误用收涩,则湿热不能宣泄,肺气不得下行,上干清道,必致胀满、气逆、不眠、恶食等症。王宇泰云:不可因久痢气虚不摄,妄投黄芪、升麻之类。下痢若服黄芪,即发臌胀;若服升麻,则小便与积皆升至上焦,速死之道。此言正为肺金气郁大肠而发。若气虚下陷,则升麻、黄芪又所必需矣。至于先水而后脓血,原系贼邪传肾。但夏秋之间,暑令盛行,每有先水泻而后脓血者,不在贼邪传肾之例。但虚坐努者,此谓下多亡血,肠中无津,不能润运,故里急而大便不行也。虽当补血,亦必兼补气,盖气有生血之功也,不然恐伤脾胃耳。

《原病式》云:痢于湿热甚于肠胃,怫郁而成,其病皆热症也。俗以白痢为寒,误也。世有用辛热药而愈者,盖症微得热,则郁结开通,气和而愈,甚者其病转极。故治痢者,必用寒以胜热,燥以胜湿。少加辛热佐之,以为发散开通之用,如此无不愈者出赵氏《医贯》,此一节特为新痢而发。

丹溪谓:《局方》例用热药为主,涩药为佐,用之于下痢清白者犹可。其里急后重,经所谓下重者,皆属于火,又加之温热之药,非杀而何?

王海藏云:暑月血痢,不用黄连,阴在内也。又云:杨师三朝三大醉,至醒发大渴,饮冷水三巨杯,次日又饮茶三碗,后病便鲜血,四次约一盆,先以吴茱萸丸,翌日又以平胃五苓各半散三大服,血止复白痢,又以感应丸四服,白痢乃止,其安如故。或问曰:何以不用黄连之类以解毒,而所用者温热之剂乎?曰:若用寒凉,其疾大变难疗,寒毒内伤,而用寒凉,非其治也。况血为寒所凝,漫入大肠间而便下,得温乃行,所以用热药,其血自止。

夏子俊曰:观丹溪之言,则血痢必不可用温热矣。观海藏之言,则血痢必不可寒凉矣。何相反乃尔?不知丹溪之意,以为痢发于秋,是暑月郁热所致。海藏之意,以为致郁热者,多因暑热酷烈,过饮冰水生冷,热为寒郁而成。二先生盖深知此病之原,而互相发明也,岂有偏执之见哉?学者师丹溪而过,偏用寒凉,师海藏而过,偏用温热,譬之侏儒观场,为识者笑。倘丹溪而遇寒郁重者,谅不胶于寒凉,海藏而遇温热深者,当不泥于温热。每见医书中,论及海藏暑月血痢一条,则必曰此一偏之见也。噫!著书立说者,犹有此失,时医云乎哉。

东垣云:饮食有伤,起居不时,损其胃气,则上升清华之气,反从下降,是谓飧泄。久则太阴传少阴,而为肠澼,里急后重,脓血相错,数至圊而不能即便者，专用补中益气汤为主。使升降之道行，其痢不治而自消矣。赵氏曰：余法东垣，凡有热者，加姜炒川连；寒者加姜、桂；寒兼小腹痛者，用建中汤；有风湿者，加防风、羌活；肝气乘脾者，倍柴胡加白芍木香；滑泄者，加粟壳、诃子。如此温补，不愈又当别治。经曰：热之不热，是无火也。无火者，益火之原，急补命门之火，以生脾土之母也此即阳虚下陷，似痢非痢者是也。经曰：里急后重，数至圊而不能便，必茎中痛。褚氏云：阴已耗而复竭之，则大小便牵痛，愈痛则愈便，愈便则愈痛。其症红白相杂，里急后重，悉似痢疾，必小便短涩而痛，或不通而痛，或欲小便而大便先脱，或欲大便而小便自遗，二便牵引而痛，此肾虚之危证。急以八味地黄加补骨脂、肉豆蔻、阿膏，兼理中汤加升麻、桂、附，相继间服，庶可挽回。世以痢药致毙者，不可枚举此一条乃阴虚无火，似痢非痢，即五泄中之大瘕泄者是也。

夏子俊曰：大凡治久痢虚痢，俱当以脾肾为主，脾主运化水谷，肾主禁固二便，二脏皆根本之地。未有久痢而脾不虚者，未有久痢脾虚而肾阴不损肾阳不亡者，学必从此而审之，则庶乎其不差矣。

李士材曰：痢必以见症与色脉辨之，而后热寒不淆也。须知寒者必虚，热者必实，更以虚实细详之，而寒热愈明耳。胀满恶食，急痛惧按者，实也。烦渴引饮，喜冷畏热者，热也。脉强而实者，实也。脉数而滑者，热也。外此则靡非虚寒矣，而相似之症，尤当审察。如以口渴为实热，似矣。不知凡系泻痢，必亡津液，液亡于下，则津涸于上，安得不渴？更当以喜热喜冷，分虚实也。以腹痛为实热，似矣。不知痢出于藏，肠胃必伤，脓血剥肤，安得不痛？更当以痛之缓急，按之可否，藏之阴阳，腹之胀与不胀，脉之有力无力，分虚实也。以小便之短少黄赤为实热，似矣。不知水从痢去，溲必不长，液以阴亡，溺因色变。更当以便之热与不热，液之涸与不涸，色之泽与不泽，分虚实也。以里急后重为实热，似矣。不知气陷则仓廪不藏，阴亡则门户不闭，更当以病之新久，质之强弱，脉之盛衰，分虚实也。又云：世之病痢者，十有九虚，医之治痢者，百无一补。气本下陷，而再行其气，后重不益甚乎？中本虚衰，而复攻其积，元气不愈竭乎？湿热伤血者，自宜调血。若过行推荡，血不转伤乎？津亡作渴者，自宜止泄。若但与渗利，津不转耗乎？世有庸工，专守痛无补法，不知因虚而痛者，愈攻则愈虚，愈虚则愈痛矣。是故脉来微弱者可补，形色虚薄者可补，病后而痢者可补，因攻而剧者可补。又云：痢在脾者病浅，在肾者病深。四君、归脾、十全大补、补中益气皆补脾虚。若病在火衰，土位无母，设非桂附大补命门，以复肾中之阳，以救脾家之母，则饮食何由而进，门户何由而固，真元何由而复耶？若畏热不前，仅以参术补土，多致不起。

夏子俊曰：此论原为痢疾而发，学者能推而广之，则虚实之理，无症不然矣。

后重有二：邪气坠下者，圊后少减，未几复甚，及里急不得便者，皆实也，火也。虚努不收者，圊后不减，以得解愈虚故也，及里急频见污衣者，皆虚也，寒也。此可以辨虚实。

夏子俊曰：气虚四君子加升柴，血虚四物汤加参术，如此不愈，又当别治。盖肝主疏泄，肾主闭藏，肝所失其职而疏泄之令不行，肾失其权而闭藏之禁不固，治宜兼补肝肾，而后重自除矣。

旧积者，湿热食痰也，法当下之。新积者，下后生者也，或调或补，不可轻攻。若因虚而痢者，虽旧积亦不可下，但用异功散，虚回而痢自止。丹溪先用参术，调补脾胃而后下者，亦妙法也，虚者宜之。

痢必须节饮食，一切油腻肉曲，痛绝之，服药乃验。若宿垢未净，又增新积，肠胃何由而清？

夏子俊曰：贵富之家，肥甘自适，理宜禁戒。贫穷之家，油肉久违，亦须小与。所以然者，人久茹素，则肠胃之津液干燥，苟非滋润之物以润滑其结滞，则腻不去矣。故衰老之人，忌患痢疾，患之多致不救，以其津液干燥枯也。

阴虚有火，又加暑热交攻，不宜便补，更不宜燥，惟微寒清平之剂调之。如再不愈，方以清润之剂补之。冬月伤寒，已称热病。至夏秋，暑热湿三气，交蒸互结之热，十倍于冬月矣。外感三气之热而成痢疾，必从外而出之。是故下痢者，用辛凉以解表，次用苦寒以清里，一二剂愈矣。失于表者，外邪但从里出，不死不已。故虽百日之远，仍用逆流挽舟之法，引其邪而出于外，则死症可活，危症可安。《金匮》以下痢，脉反弦，发热身汗者，自愈。夫久痢之脉，深入阴分，沉涩微弱矣，忽转弦脉，浑是少阳生发之气，非逆挽之法乎？

吴崐云：治痢宜下，夫人之所共知也。久痢宜补，亦夫人之所共知。至如二阳合病皆下痢，太阳阳明合病自下痢者，宜发汗。太阳少阳合病自下痢者，宜和解。阳明少阳合病自下痢者，宜攻里。非得伤寒之玄关者，不足以语此也。

夏子俊曰：吴崐不登仲景之堂入仲景之室，必不能道及玄关二字，诚为一代之明医也。但痢疾一症，往往多带外感，其间似表非表，亦复不少。故知仲景之玄关而不知三时感冒之法，非得河间之玄关也。知河间之玄关而不知气虚似表之法，非得知东垣之玄关也。知东垣之玄关而不知血虚似表之法，非得丹溪之玄关也。道书曰：直透玄关。孟子曰：人皆可以为尧舜。况小道乎哉，人病不求耳。

噤口痢

噤口痢者，绝不饮食，食即随吐，积秽在下，恶气熏蒸胃口，正气衰惫，不敢与邪气相争，故滴水不进。古人用石莲为末，陈米汤调下。士材谓：石莲即莲子之老者，市中皆木莲，不可用。吴崐谓：石莲味苦而厚，为阴中之阴，故能破噤口痢之结热。余谓：真是此症，可以用之。若是是非非，不宜早用，恐其收涩故也。不如丹溪之法为妙，丹溪用人参、川连，浓煎如姜汁，细细呷之，如吐再吃，但得一呷下咽，便开。天民谓：热胜川连倍人参，虚胜人参倍川连，大都每件用四钱，或二钱。然此症亦有人参不能用一分者，以阴太虚而邪阳太盛也。有胃虚呕逆者治中汤，有阳气不足，而宿食未消者理中汤加砂仁、陈皮、木香、豆蔻，有肝气呕吐者，口必苦，或吐苦水，色如靛青吴茱萸汁炒川连、丹皮、芍药、木香、青皮，有水饮停聚呕吐者二陈汤或平胃散或五苓散选用。

痢后疟疟后痢

夫既为疟后，发泄已尽，必无暑热之毒复为痢疾，此是元气下陷，脾气不能升举，似痢非痢也。既为痢后，下多亡血，气随痢散，阴阳两虚，阳虚则恶寒，阴虚则恶热，故寒热交战，似疟非疟也。俱作虚论，用补中益气加温补自愈。有一孕妇疟痢齐发，医治两月，疟止而痢愈甚，又加腹痛，饮食少进。养葵视之，曰：虚寒也，以补中益气加姜桂一服，痢止大半，再一服而反疟病大作，主人惊恐。曰：此吉兆也，向者疟之止，乃阴盛之极，阳不敢与之争，今服补阳之药，阳气有权敢与阴战，再能助阳之力，阴自退听，方中加附子五分，疟痢齐愈。大服补剂，越三月产一子，产后甚健。故应犯而犯，似乎无犯。

胎前痢产后痢

胎前痢疾，禁忌重坠降下之药，恐致伤胎，宜以安胎调气和血为主。有湿兼治湿，有热兼治热，如黄芩、砂仁、木香、川连、甘草、白芍、橘红、红曲、枳壳、藿香、莲肉之类，选而用之，少加升麻，未满七月，勿用滑石。

产后痢疾，积滞虽多，腹痛虽极，不可用大黄等药行之，致伤胃气，遂不可救。但用人参、白芍、当归、红曲、醋炒升麻、益母草、木香、广皮、炙甘草，如血虚，加炒阿胶二钱。

以上二症，不过言其大概耳，至于病之表里虚实寒热，药之先后轻重缓急，全凭调度得宜，不可专以胎前为实热，不可概以产后为虚寒，悬权而动，则庶几矣。

休息痢

屡止屡发，久不愈者，名曰休息，以其痢久不休耳。大凡痢至五十日外，不必拘于治痢，只是补脾胃之元气为主，元气既复，余病自息。用白术三钱，人参、茯苓各一钱五分，神曲、泽泻各一钱，陈皮、白芍、砂仁各五分，升麻、甘草各二分，煎服。有用兜涩太早，积热未清，香连丸加参、术、甘、芩、枳实为丸，饮汤送三钱。有寒积大肠之底，诸药所不到，用巴豆一味，研炒蜡丸，空腹米汤下。有虚滑甚者，用椿皮水浸一日，去黄皮，每两配人参一两，煨木香二钱，粳米三钱，煎汤饮之，或大断下丸亦可。有气血虚者，王宇泰用当归、地黄、人参、白术为主，佐以川芎、芍药、茯苓、炙甘草、肉桂、乌梅肉、肉果之类为末，将大枣煮熟去皮核，捣加生姜汁为丸，清晨米汤送下二百丸，为常服之药，自然收功。

凡久痢有胃气者生，无胃气者死。饮食虽减，而能强进者，脾胃尚健，犹可久延。倘胃气闭绝，脾土不运，肢体浮肿，气逆否胀而喘急者，必死无疑。石临初用茯苓二钱，桑皮一钱，橘红一钱半，人参、车前、桔梗、白术各一钱，姜皮五分，煎服。

盖以脾土虚寒，则气凝而为湿，故以白术健脾，茯苓胜湿，桑、车泄水气，橘、桔清肺气，元气虚弱以人参固本，姜皮无酷烈之性，而有温散利导之用也。

蛲虫痢

其形极细，九虫之一也。胃弱肠虚，则蛲虫乘之，或痒，或从谷道中溢出，外敷雄黄锐散，内服桃仁、槐子、芜荑。

脱肛痢

须分久暴，暴者，邪盛而努脱也。医书中用芩连四物，加升提药。久而气虚者，八物加粟壳、诃子数分。其外治法，用陈壁土加酸石榴皮明矾少许，浓煎汤，先熏后洗，再用川五倍略炒研细末，敷肛上，托而上之，一日二三次无妨。又有肛门痛症，如热留于上宜槐花、木香，挟寒者理中汤。

死症

下纯血者死。如屋漏水者死。大孔如竹筒者死。唇若涂朱者死。发热不休者死。喘息不休，大汗不止者死。肠疼渴喘，体肿如吹者死。久痢呕逆，昏沉烦燥，形脱者死。手足厥冷无脉，炙之不温，反微喘者死。《金匮要略》云：六腑气绝于外者，为手足寒。五脏气绝于内者，为下痢不禁。不食痢，多如鱼脑者，或如猪肝者；久痢舌黑者；久痢舌黄者；肚如雷鸣，泻下黑血而腥臭者；久泻变痢而为脾传肾者，俱是险症。

脉候

经曰：肠澼便血，身热则死，寒则生。肠澼下白沫，脉沉则生，浮则死痢日肠澼便血者，赤痢也，阳胜阴衰，则身热，营气未伤，则身不热，故生。白沫者，白痢也，病属阴，而见阴脉为顺，故沉则生，阳脉为逆，故浮则死。有属热者，不拘此例。

肠澼下脓血，脉悬绝则死，滑则生脓血者，赤白兼下也，悬绝者，脉至如丝，悬悬欲绝也，其邪实正虚，故死。身不热，脉不悬绝滑大者生，悬涩者死，以藏明之身不热，脉不悬绝，皆非死症。若不滑而涩，不大而小，仍死症也。滑因血盛未伤，故滑大而生，涩小为死也。以藏期之者，肝见庚辛则死，心见壬癸死，肺见丙丁死，脾见甲乙死，肾见戊巳死也。仲景云：沉弦者重，脉大者为未止，微弱者为欲自止，虽发热不死。

随症应用方 方者，仿也，仿古人之意耳，不可偏执成见，又不可自弄聪明。

香连丸 下痢赤白相杂，里急后重而热胜者，以此方为妙。

川连一两，用吴萸二钱水拌同炒令焦色，不去吴萸　木香三钱，不见火

共为细末，醋糊丸，桐子大，空心米汤送二钱。

经曰：有余者折之。黄连苦而燥，苦能胜热，燥能胜湿，木香辛而苦，辛能开滞，苦能泻实，皆折之之谓也。古人加石莲肉，治噤口痢，盖石莲味苦而厚，为阴中之阴，能破噤口痢之结热。

戴人木香槟榔丸[1] 痢疾初作，里急后重，肠胃中有积滞，其壮实而无表症者，可与之，虚者非所宜也。

木香　青皮去穰，炒　陈皮　枳壳麸炒　川柏酒炒褐色　丑末

莪术醋炒　三棱醋炒　当归酒洗　香附　黄芩　大黄各酒炒

黄连吴萸汤润过炒

上水丸，梧桐子大，每服五六十丸。

经云：湿淫所胜，平以苦热，故用木香。热者寒之，故用川连、芩、柏。抑者散之，故用香附、青、陈。强者泻之，故用大黄、丑末。逸者行之，故用槟榔、枳壳。留者攻之，故用莪、棱。燥者濡之，故用当归吴崐注。

---

[1] 注：下方未见槟榔，疑为原书误。《儒门事亲》木香槟榔丸药物组成：木香、槟榔、青皮、陈皮、莪术、黄连、黄柏、大黄、香附子、黑牵牛。

张戴人专用攻伐,似非仁人之所为也。然亦有是病而服是药,于正气乎何伤?昔武王除残伐暴,而天下称其仁,若徒以姑息为事,则亦宋襄而已矣。

久痢打饸[1] 发热脉大方

当归八分　白术土炒,八分　川芎五分　茯苓八分　人参七分

白芍一钱　川连姜汁炒,四分　知母五分　生地四分　川柏酒炒,四分

升麻三分　柴胡三分　甘草三分

水煎一服即效,热退饸止。

丹溪云:久痢发热属阴虚,血药中加升药,久痢必用黄柏,以痢属肾故也。

痢五六日打饸方 痢疾发饸,由木挟相火,直冲清道。

茯苓　白芍　柿蒂各七分　人参四分　白术土炒,五分　归尾五分　陈皮五分　甘草　川连　川柏　莲心　青皮　箸穗各三分

大补丸 治血痢

黄柏一两

蜜炒黄色为末,空心米汤送下三钱。

又方 治血痢

苦参炒焦

为末滴水丸,米汤下五六十丸。

又方 治纯血痢

四物汤　加槐花　川连　御米壳等分

茶煎方

赤用茶四钱　姜二钱　白用姜[2]四钱　茶二钱

煎,不时服。

湿热痢不瘥方

黄连四两　乌梅肉四两

为末蜜丸,米汤下三十丸。

---

[1]　打饸 qì:同打嗝,即呃逆。

[2]　白用姜:疑为"白姜"的方言俗称。

又方治同前

白芍五钱　黄柏五钱

为丸。

仙梅方治痢发热发渴

细茶一两　乌梅肉五钱

为末蜜丸,弹子大,每服滚水化下一二丸。

休息痢

当归　乌梅　川连各等分

为末,生蒜汁和丸,每服姜制川朴汤下三十丸。

鲫鱼散治肠风血痢

用鲫鱼一个破开去肠胆垢,入葱白二钱,烧灰存性为末,米饮调服。

赤日痢方

用山楂肉炒黑,研砂糖拌开水送二三钱。

用佛手干一个,细茶三钱,陈红米三钱,煎服。

黑灵丹此方出之《锦囊秘录》,即感应丸之变方也,配合得宜,不负灵丹之名。

广皮炒　三棱炒　蓬术炒　青皮炒,各二两　连翘焙

黑丑炒,研,取头末　干姜炒黑　槟榔炒,即七钱半　百草霜一两

砂仁炒,三钱　肉果面煨去油　肉桂各五钱,去粗皮,忌火

上为细末,用黑砂糖调,白痢生姜汤,红痢砂仁汤或甘草汤下,大人三钱,小儿自八分以至二钱。

感应丸

医书云:新旧冷积立妙,虽有巴豆不令人泻,赵养葵、李时珍并言其神效。

南木香　肉豆蔻　丁香各一两五钱　干姜炮,一两　百草霜一两

巴豆七十粒,去皮心膜,研,去油　杏仁一百四十粒,去皮尖

前四味为末,外入百草霜、杏仁、巴豆另研,七味同和匀,用好黄蜡六两溶化成汁,以重绢滤去渣,更以好酒一升,于砂锅内煮蜡数沸,倾出酒冷,其蜡自浮于上,取蜡四两,用清油一两,铫内熬令香热,次下蜡,同化成汁,就

铫内乘热拌匀前药丸如豆大,每服三十丸,姜汤空心送下。

毛公威痢疾方 示吉曰:此方投之虚弱之人,及久痢者,实为稳当。若壮盛初起,腹痛及积滞者,胜者,秘方白丸子奇效。

川连一两五钱,茱萸汤拌炒　白术土炒,五钱半　苍术米泔水炒,四钱半　白芍酒炒,二钱　当归二两　莲肉炒,四钱　楂肉八钱　木香二两,不见火　肉果面煨,五钱四分　麦芽炒,三钱五分　神曲炒,五钱半　枳壳麸炒,二钱半

共为末,每服一钱半,小儿三五七九分,看人大小用。白痢用姜汤下;赤痢蜜汤下;赤白相兼,灯芯汤下;水泻米汤下,俱空心服。

白丸子

用皂矾拣净一两,入白萝卜汁一钟,铜杓内火上化开,再入好真粉一两五钱,和匀,取起晒干为末,用神曲打糊为丸,每服五分,壮实者七分。赤痢灯芯汤下,白痢姜汤下,白泻米汤下,服后泻出黑积,药即行矣。

清六丸 治血痢

滑石六两　甘草一两　红曲

吴崐曰:滑石能清六腑之热,甘草能调六腑之气,红曲能和六腑之血。

温六丸 治白痢

滑石六两　甘草一两　干姜五钱

姜汁为丸。

吴崐曰:滑石寒而淡,寒则能除六腑之热,淡则能利六腑之湿,甘草得天地冲和之气,故性平而调六腑,干姜得天地刚义之气,故气燥而辟湿邪凡用寒药而佐之以辛热者,皆从治之法也。故芍药汤而用肉桂,桃仁承气汤而用桂枝,不独干姜耳,而干姜亦然。

败毒散 治痢疾表热里虚

羌活　独活　柴胡　前胡　川芎　人参

茯苓　枳壳　桔梗　甘草各等分

吴崐曰:皮肤受感之邪,则表实而里虚。表实则发热,故用羌活、独、前、柴、芎以解表。里虚则痢不禁,故用人参、甘草、苓以补里。桔梗可以理气,枳壳可以破滞。昔人立此方非以治痢,而医者善用,则取之左右逢其源矣。

盐梅

昔曹鲁公痢血百余日，国医不能疗治，陈应之取盐梅一个，去核研，合蜡茶，加醋汤，沃服之，一啜而瘥。

三物

昔大丞相庄肃公患痢，陈应之曰：此挟水谷，当用三物遂去。方用胡黄连、乌梅、灶土心各等分，为末，蜡茶清调，辰前服，随愈。

张大医治发饩方

一人患痢，纯血大块而下，发饩声闻于外，胃脉将绝，张大医治之而愈。方用丁香三个、柿蒂三十个，煎汤。又六安茶一钱、乌梅二个、生姜用一片，煎汤。以二汤替换服，又用炒麦麸熨丹田，饩丹田饩犹不能止，再用人参、官桂，十分去五，次日再加附子而愈。

夏子俊曰：血脱则补气，胃气将绝，饩声闻于屋外，血下大块，气将随绝矣。此时便须以前二汤加入参、桂、附合而进之，以挽随绝之功。若以麦麸熨丹田，则迂矣。张太医畏而不敢遂投者，盖慎之之意也，然已下于丹溪矣。

乌龙丸

用上好新巴豆不拘多少，剥壳去衣，将新银礶[1]盛之外，用火炼无烟，过性取起，乳钵为末，忌铜铁器，每末一两，用真土黄蜡一钱，先将蜡溶化，再入药末，拌匀为丸，如菜子大，空心，大人十丸，小儿五丸，止宜清淡饮食，忌面食荤腥煎炙等物。

大断下丸治脏寒久痢

高良姜一两五钱　牡蛎煅，一两　附子制，一两　干姜炮，一两半

细辛一两半　龙骨研　赤石脂　枯矾　肉果面煨

诃子肉　石榴皮醋浸，炒黄

为末，醋糊丸，桐子大，每服三钱，米汤下。

大安丸痢后食饮多用，以致遍身浮肿者，以此方服一二剂即退。

山楂三两　白术二两　神曲炒　茯苓　半夏各一两

陈皮　莱菔子微炒　连翘各五钱

---

[1]　礶 guàn：同"罐"。

面糊丸，麦芽汤下。

附痢后疯应验方

胡桃一斤，带壳打破　原红花一两　真川椒一两　赤松明一两

用老酒五升，用二升同药煮滚，余三升同入瓶内，浸药温服，每日如量服三次，服完即愈，不愈再服一料的愈。